Peter Plettenberg

Demenz – und trotzdem Mensch!

Der Autor

Peter Plettenberg arbeitete nach dem Abitur und einer Ausbildung zum Krankenpfleger mehrere Jahre als Anästhesiepfleger. Nach dem Studium der Medizin wurde er Assistent im Geriatriezentrum „Haus Berge“ in Essen unter Prof. Dr. Hans Georg Nehen, der für seine Einstellung als Arzt, Geriater und Mensch prägend wurde. Nach weiteren Stationen im Ruhrgebiet und im Münsterland, u. a. auch als Notarzt, wurde er Oberarzt einer Abteilung in Bottrop-Kirchhellen und Gelsenkirchen und schließlich Chefarzt der Wesermarsch-Klinik Nordenham. Nach weiteren Stationen im Sauerland, am Niederrhein und in Wilhelmshaven übernahm Peter Plettenberg die Leitung des Geriatrischen Zentrums im St. Johannes-Hospital in Varel, das auch das „Alterstrauma-Zentrum Friesland“ führt. Das Geriatrische Zentrum bildet zusammen mit dem Kompetenzzentrum für Altersfragen der Region das „Geriatriezentrum Friesland“.

Korrespondenzadresse:
Peter Plettenberg
St. Johannes-Hospital
Bleichenpfad 9
26316 Varel
pp@peterplettenberg.de
www. peterplettenberg.de

Peter Plettenberg

DEMENZ – UND TROTZDEM MENSCH!

Impressum

Demenz – und trotzdem Mensch!
Peter Plettenberg

Verlag: Hippocampus Verlag e. K., PF 13 68, D-53583 Bad Honnef
Satz und Layout: Hippocampus Verlag
Titelfoto: www.fotolia.de
Gesamtherstellung: Häuser KG, Köln

Bibliografische Information der Deutschen Bibliothek
Die Deutsche Bibliothek verzeichnet diese Publikation in der Deutschen Nationalbibliografie, detaillierte bibliografische Daten sind im Internet über http://dnb.ddb.de abrufbar.

ISBN 978-3-944551-22-7
www.hippocampus.de

Vorwort

Seit Jahren bin ich als Arzt für Altersheilkunde tätig. Oftmals missverstanden. Missverstanden als Heiler, Retter und gar nahezu als Messias durch eine überzogene Erwartungshaltung. Missverstanden als Altenbespaßer und Seniorenanimateur durch Unkenntnis mancher Kollegen. Missverstanden wird aber auch der Auftrag der Altersheilkunde.

Dies ist sicher auch in mangelhaften Informationen wie auch in dem immer noch bestehenden „Tabustatus" des Alters an sich zu begründen. Viele verstehen „Geriatrie" als „Demenzabteilung" und reduzieren die umfassende, körperliche, seelische, geistige und soziale Behandlung alter Menschen darauf.

Wie oft höre ich: „Meine 90-jährige Mutter gehört doch nicht in die Geriatrie. Die ist doch nicht dement." Geriatrie wird auch heute noch – in einer Zeit, in der die Demographie uns erbleichen lässt – mit einer „Lepra-Kolonie" längst vergangener Zeiten verglichen. Man hat Angst davor. Angst vor dem Alter, vor dem Elend. Angst vor der Abhängigkeit und der Hilfsbedürftigkeit. Angst vor dem Unausweichlichen. Angst vor dem alt SEIN.

In vielen Vorträgen zu unterschiedlichsten Themen, zugegeben oft auch zum Thema „Demenz", aber auch im Rahmen meiner Aktionen „Jung und Alt und Miteinander" und „Instant-Aging. Wie fühlt sich ALT an?" erfuhr ich diese Vorurteile und ging auf diese Problematik ein. Meine Vorträge sind bewusst auf die Bedürfnisse von pflegenden Personen, ob Laien oder Pflegepersonal, abgestimmt. Gerade die Behaftung des Themas mit unterschiedlichsten Emotionen wird dabei berücksichtigt.

Oft wurde ich nach einer Möglichkeit des Nachlesens meiner Denkanstöße gefragt. Die Dankbarkeit meiner Zuhörer und meiner Patienten und diese vielen Bitten nehme ich nun zum Anlass, meine Ideen zum Thema Demenz und zur menschlichen Versorgung alter Menschen zu Papier zu bringen.

Danke für Ihr Vertrauen!

Peter Plettenberg, im September2016

Inhalt

Einstieg ins Thema

Demenz macht Angst. Und Demenz macht hilflos. Es stürzen Geschehnisse und Aufgaben auf die Pflegenden ein, die diese oftmals gar nicht bewältigen können. Sie sind schlichtweg überfordert. Und das ist durchaus verständlich.

Wie kann ich meinem Angehörigen denn gerecht werden, der an Demenz erkrankt ist? Was ist richtig? Welche Regeln muss ich beachten? Gibt es ein Allheilmittel oder allgemeingültige Regeln? Habe ich versagt, wenn ich nicht mehr kann?

Beginnen wir. Versuchen wir gemeinsam, einen Weg durch das Dickicht zu finden. Seien Sie sicher: Es gibt einen Weg und es gibt ein Ziel. Das muss nicht für jeden gleich sein. Gleich ist aber für jeden von Ihnen: „Sie sind nicht allein."

Man sagt: „Spinnen sind derart häufig, dass im Umkreis eines Menschen alle 70 cm mindestens eine Spinne zu finden ist." Von der Spinne zum „Spinnen" ist es nur ein kleiner Schritt. Zwischen „Spinnen" und einer Demenz allerdings stehen Welten. Mit der Häufigkeit verhält es sich allerdings ähnlich.

Besuchen Sie ein Rockkonzert oder eine große Comedyveranstaltung und halten sich dabei vor Augen, dass mindestens die Hälfte der Personen im Saal oder im Stadion dement wird. Jeder vierte der 70-Jährigen, jeder zweite 90-Jährige ist dement. Und ... wer heute 70 Jahre alt ist, hat noch eine Lebenserwartung von mindestens 20 Jahren.

Es wird also deutlich. An der Demenz können wir nicht vorbeisehen. Sie zu ignorieren wäre katastrophal. Für uns als Krankenhauspersonal bedeutet dies eine erhebliche Umstellung und eine Anpassung unseres Umgangs mit Patienten.

Beachtet man die „10 Bitten der Patienten" aus dem Buch „Alt, krank und verwirrt" und setzt dessen Inhalt um, so bedeutet dies beim Umgang mit dementen Menschen eine noch weitaus größere Verantwortung. Diese Menschen haben teilweise ihre eigene Sprache und leben in ihrer eigenen Welt. Wir können nicht erwarten, dass sich diese Menschen uns oder den wirtschaftlichen und ökonomischen Bedingungen anpassen. Nein! WIR müssen ihre Sprache lernen. WIR müssen uns auf diese Menschen einlassen. WIR müssen lernen, diese Menschen zu verstehen. Das primäre Ziel unserer Betreuung demenziell veränderter Menschen ist nicht immer sofort die tatsächliche Behandlung der jeweiligen Symptome, sondern oftmals erst die Herstellung einer Therapiefähigkeit.

Dies bedeutet einen erheblichen Mehraufwand, ausgeprägte empathische Fähigkeiten, ausgeprägte Kommunikationsbereitschaft und auch die Bereitschaft, sich auf den jeweiligen Menschen und seine Bedürfnisse einzulassen. Diese zu erkennen und letztendlich zu befriedigen. Die Grundvoraussetzung für eine menschengerechte und qualitativ hochwertige Arbeit mit dementen Menschen ist dabei die ausreichend zur Verfügung stehende Zeit.

Grundsätzlich frage ich mich bei jeder Aktion mit dem Betroffenen: „Braucht der Mensch nun wirklich Hilfe oder einfach nur Zeit?“ Manch einer benötigt eben länger, um sich selbst helfen zu können. Schafft er es dann aber, steigert dies sein Selbstwertgefühl und ermutigt ihn. „Hilfe zur Selbsthilfe“ und „Aktivierung“ sind hier die zentralen Begriffe.

Einen Menschen zu verwöhnen – ihm alles aus der Hand zu nehmen, ihn passiv zu pflegen –, ist gelegentlich möglicherweise schneller und bequemer. Es bringt den betroffenen Menschen aber keinen Schritt weiter. Um einem dementen Menschen gerecht werden zu können, muss man ihn kennenlernen. Man muss seine Biographie erarbeiten, seine Gewohnheiten und Reserven herausfinden und gegebenenfalls auch ein individuelles Wörterbuch anlegen, damit auch andere „seine Sprache sprechen“. Dann kann man vermeiden, ihm seine Defizite vor Augen zu führen und ihm damit einen Affront zu bieten. So kann Aggressivität vermieden werden, und letztendlich erreicht man mehr Harmonie und macht ein Zusammenleben mit dem Patienten erst wieder möglich.

Aus diesen Gründen ist es unbedingt erforderlich, sich mit dem Umgang mit dementen Menschen zu befassen. Man muss den Umgang lernen und man muss erkennen, dass es kein „Allheilmittel“ gibt.

Jeder Mensch reagiert anders – Jeder Mensch hat andere Bedürfnisse und Ressourcen.

Demenz … Was ist das?

Alois Alzheimer, der als „Irrenarzt mit Mikroskop“ bezeichnete Arzt, beschrieb als erster Mensch eine Krankheit, die in typischer und bisher einzigartiger sowie nie vorbeschriebener Weise mit Veränderungen des Denkens einherging und das Gedächtnis verkümmern ließ. Bisher wurden solche Menschen als „irre“ klassifiziert und in „Irrenanstalten“ untergebracht. Dort wurden sie, teilweise mit grausamen Methoden, „behandelt“ und vegetierten vor sich hin. Viele hatten auch Angst vor Ansteckung – und dieses Ammenmärchen hat sich in der Tat bis heute gehalten. Das „Mikroskop“ bedeutet die Möglichkeit, die typischen Veränderungen des Gehirns sehen zu können, die zu dieser Erkrankung führen. Daher Alzheimers Beiname.

Alois Alzheimer beobachtete eine Patientin, die entsprechend verändert war. Er wollte sich nicht damit abfinden, diese Frau, die offensichtlich Nöte durchlitt und nicht mehr wusste, wer, wo und wann sie war, als „irre“ einzustufen. Er redete und beschäftigte sich jahrelang mit ihr, studierte sie förmlich und dokumentierte seine Erkenntnisse peinlich genau. Diese Erkrankung, beschrieben mit den unterschiedlichsten Symptomen, wurde schließlich nach ihm benannt.

Heute weiß man, dass die Alzheimer-Erkrankung nur eine Form der Demenz darstellt. Letztendlich bedeutet dies allerdings keinen riesigen Unterschied für die Betroffenen. Auguste Deter, so hieß Alzheimers Patientin, formulierte einen Satz, der die Hilflosigkeit und den Zustand der Betroffenen widerspiegelt. „Ich habe mich sozusagen verloren.“

Oft werde ich gefragt: „Was ist eigentlich der Unterschied zwischen Alzheimer und Demenz?“ oder aber es kommt der Einwurf: „Mein Vater hat keine Demenz!! Er hat höchstens Alzheimer.“

Es ist immer noch nicht hinreichend bekannt, dass die Grunderkrankung „Demenz“ sich in einige Unterarten aufteilen lässt.

Die häufigste Variante ist die Alzheimer-Demenz. 70 Prozent aller Demenzerkrankungen können ihr zugeordnet werden. Die Alzheimer-Demenz ist geprägt durch einen langsamen bis schleichenden Verlauf und durch fortgesetzten Abbau der Hirnleistungsfähigkeit. Faktoren, die die Hirnsubstanz mindern oder das gesamte System des zentralen Nervensystems negativ beeinflussen, müssen zuvor ausgeschlossen werden.

Die vaskuläre Demenz stellt die zweite größere Gruppe der Demenzarten dar. Vaskulär bedeutet, dass die Adern und damit die Blutversorgung des Gehirns erheblich verändert sind. Hieraus resultieren Durchblutungsstörungen, die zu einer Unterversorgung des Gehirns mit Sauerstoff und Nährstoffen führen, wodurch die Hirnleistung abnimmt. Im äußersten Fall folgt ein Hirninfarkt – der Schlaganfall.

Der Verlauf der vaskulären Demenz ist eher schwankend. Im Extremfall kann es zu Schwankungen der Hirnleistung an einem einzigen Tag kommen. Es ergibt sich ein ständiges „Auf und Ab“, das sehr zur Verunsicherung der Angehörigen beiträgt. Bei jedem „Hoch“ wird erneut Hoffnung geschöpft, bei jedem „Tief“ fällt man wieder in das tiefe Loch der Hoffnungslosigkeit. Das ist sehr belastend für die Angehörigen.

Tab. 1: Häufigkeitsverteilung der Demenzformen

Alzheimer-Demenz (ca. 70 %)	**vaskuläre Demenz (ca. 20 %)**	**andere Demenzformen (ca. 10 %)**
Verlauf schleichend und durch fortgesetzten kognitiven Abbau gekennzeichnet. Andere substanzinduzierte, systemische oder ZNS-Erkrankungen ausgeschlossen.	Neurologische Fokalsymptome oder Laborbefunde deuten auf zerebrovaskuläre Erkrankung hin.	Hinweise aus Anamnese, Untersuchung und Labor auf andere Uraschen: • Lewy Body • HIV • Schädel-Hirn-Trauma • Morbus Parkinson • Chorea Huntington • Creutzfeld-Jakob • andere

Nur zu zehn Prozent sind andere Demenzformen nachweisbar. Die unterschiedlichen Arten entnehmen Sie bitte der **Tabelle 1.**

Zusätzlich zu den echten Demenzen gibt es die zahlreichen Pseudodemenzen. Dies sind Krankheitszeichen, die zwar einer Demenz nahezu gleichkommen, deren Ursache jedoch in einer behandelbaren, andersartigen Erkrankung liegt. Behandelt man diese, ist die demenzielle Symptomatik zumeist weitestgehend rückläufig. Beispiele sind u. a.:

- Schilddrüsenunterfunktionen
- Vitamin-B_{12}-Mangel
- Depression
- Aphasie
- Schwerhörigkeit und Defekt der Hörhilfen

Da die Menschen immer älter werden, häuft sich natürlich auch das Auftreten alterstypischer Erkrankungen. Eine davon ist die Demenz.

Durchaus kann eine Alzheimer-Demenz auch bereits in jüngeren Lebenszeiten auftreten. Die jüngste Patientin, die ich mit einer ausgeprägten Alzheimer-Demenz behandelt habe, war erst 42 Jahre alt. Der Verlauf war rasant und massiv. Sie verstarb im Rahmen der Alzheimer-Erkrankung innerhalb von zwei Jahren.

Heutzutage leben in Deutschland etwa 1,4 Millionen Menschen, die an einer Demenz erkrankt sind. Dies natürlich in unterschiedlicher Ausprägung. Diese Menschen werden zu Hause versorgt. Zusätzlich gibt es noch 500.000 betroffene Menschen, die in Pflegeheimen versorgt und betreut werden.

Für das Jahr 2040 rechnet man sehr vorsichtig mit einem Anstieg auf etwa 2,4 Millionen Menschen. Insgesamt rechnet man damit, dass 80 Prozent der demenzkranken Menschen zu Hause versorgt werden. Hieraus ergibt sich ein neues, bei Weitem nicht zu unterschätzendes Problem: die Pflegekrankheit. Darauf gehe ich in einem eigenen Kapitel ein.

Definition und Schweregrade

Eine Demenz wird diagnostiziert, wenn mehrere kognitive (= die Hirnleistung betreffende) Defizite vorliegen. Diese zeigen sich als Gedächtnisbeeinträchtigung, und zusätzlich zeigen sich mindestens einer der folgenden Störungen:

- Aphasie: Störung der Sprache
- Apraxie: beeinträchtigte motorische Fähigkeiten
- Agnosie: Unfähigkeit, Gegenstände zu identifizieren bzw. wiederzuerkennen
- Störung der Exekutivfunktionen, d. h. Planen, Organisieren, Einhalten einer Reihenfolge

Diese kognitiven Defizite verursachen eine signifikante Beeinträchtigung der sozialen und beruflichen Funktionen und stellen eine deutliche Verschlechterung gegenüber einem zurückliegenden Leistungsniveau dar. Sie sind nicht Ausdruck einer rasch einsetzenden Bewusstseinstrübung (= Delir). Die Störung kann nicht einem anderen, primär psychischen bzw. emotionalen Leiden, wie einer Schizophrenie oder einer endogenen Depression, zugeordnet werden.

Nach eingehender Testung und Erhebung der Krankengeschichte, nach ausführlichen Gesprächen mit Angehörigen zur Eruierung eventueller Verhaltensänderungen und nach ausführlichen, empathischen Gesprächen mit dem potenziell Betroffenen kommt man, unter Berücksichtigung der Ergebnisse der klinischen und apparativen Untersuchungen, zur Diagnose „Demenz".

Ungeachtet des groben Verlaufs einer Alzheimer- oder einer vaskulären Demenz gibt es unterschiedliche Ausprägungen der Symptomatik, die in einer Typeneinteilung dargestellt sind. Diese Typeneinteilung nennt sich die „Reisberg-Skala". Nach ihr kann der Schweregrad der Demenz bestimmt werden, der Pflegeaufwand wird nachvollziehbar – auch zur Erlangung einer Pflegestufe.

Tab. 2: Reisbergskala zur Beurteilung des Schweregrades der Alzheimer-Demenz

Klasse		Leitsymptome	Schweregrad	soz.-med.Konsequenz
I		keine Symptome	normales Altern	Aktivierung
II		Vergesslichkeit	normales Altern	Aktivierung, beruhigendes Gespräch
III		Versagen bei komplexeren Aufgaben in Beruf und Gesellschaft (z.B. Reisen an neuen Ort)	leicht	taktischer Rückzug aus überfordernden Aufgaben
IV		benötigt Hilfe bei schwierigen Aufgaben des täglichen Lebens (z. B. Buchhaltung, Einkaufen, Einladungen	leicht	überwachte Selbstständigkeit, Finanzüberwachung
V		benötigt Hilfe bei Wahl der Kleidung und beim Entscheid zum Bad	mittelschwer	organisierter Tagesablauf, Teilzeithilfe, Tagesklinik, Umgebungsmaßnahmen
VI	a	Hilfe beim Ankleiden	schwer	ganztägige Hilfe und Betreuung oder Pflegeheim (Hilfe an Betreuer)
	b	Hilfe beim Baden		
	c	Hilfe bei Toilette		
	d	Urininkontinenz		
	e	Stuhlinkontinenz		
VII		Sprechvermögen	sehr schwer	Langzeitpflege
	a	6 Worte		
	b	kann nicht mehr sprechen		
	c	kann nicht mehr gehen		
	d	kann nicht mehr sitzen		
	e	kann nicht mehr lachen		
	f	kann Kopf nicht mehr halten		

modifizierte, verkürzte Fassung nach B. Reisberg, 1986

Besonders erwähnens- und beachtenswert ist folgender Umstand: Bemerkt man bei einem Menschen das allererste Symptom einer Demenz, sind zu diesem Zeitpunkt bereits 90 Prozent der Hirnzellen zugrunde gegangen.

Die Testverfahren

Das entsprechende Assessment mit den zugehörigen kognitiven Leistungstests wie dem Mini-Mental-Status-Test (MMST), dem Uhrentest nach Shulman und dem Syndrom-Kurzzeittest nach Erzigkeit (SKT) beschreibe ich nun nachfolgend.

Uhrentest nach Shulman und Watson

Feststellung kognitiver Leistungsdefizite, aber auch von Neglect-Phänomenen und Apraxien.

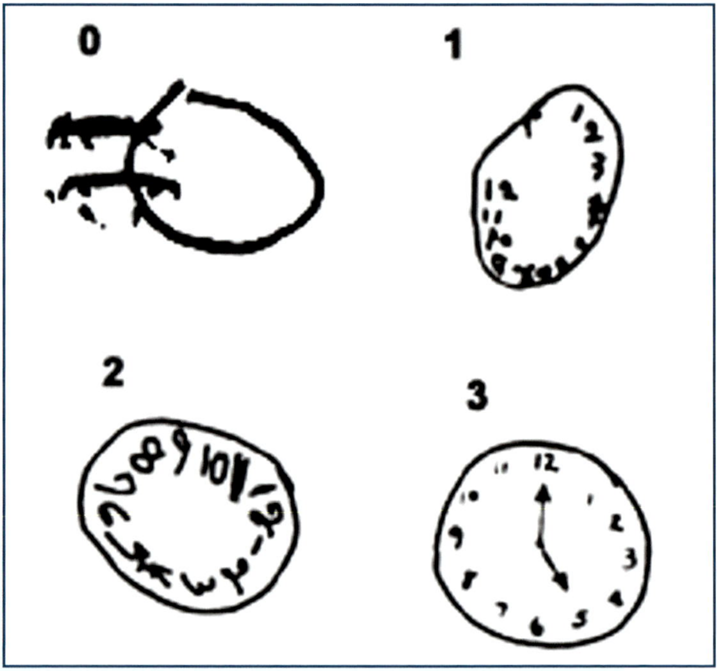

Abb. 1: Uhrentest in unterschiedlichen Demenzstadien

Ein vorgegebener Kreis soll zu einem Zifferblatt einer Uhr ergänzt werden. Die gezeichnete Uhr soll eine bestimmte Uhrzeit anzeigen. Bei diesem Test kommt es auf die korrekte Einzeichnung der Stundenziffern und der beiden Zeiger an. Je nach Defizit ergibt sich ein Punktabzug.

Der Test hat gelegentlich frappierende Ergebnisse und ergänzt den MMST. Hier demaskiert sich oftmals eine Demenz. Patienten können unter Umständen völlig überfordert werden und aggressiv reagieren, da ihnen ihr Defizit verdeutlicht wird (Abb. 1).

Mini-Mental-Status-Test (MMST) nach Folstein

Er erfasst Orientierung, Aufmerksamkeit, Kurzzeitgedächtnisleistung, Sprachfähigkeit, Umsetzungsvermögen, Reproduktionsfähigkeit.

Der Test muss respektvoll ausgewertet werden. Von ihm allein darf eine Demenzdiagnose auf keinen Fall abhängig gemacht werden. Er ist als Anhaltspunkt in einem umfassenden Untersuchungsablauf zu werten. Maximal sind 30 Punkte erreichbar:

- 27–25 Punkte: leichtgradige Demenz möglich
- 24–18 Punkte: mittelgradige Demenz
- <18 Punkte: schwergradige Demenz

Die Einteilung kann, unter Ergänzung des fremdanamnestischen und klinischen Bildes, nach der „Reisberg-Typisierungs-Skala" vorgenommen werden.

Syndrom-Kurzzeittest (SKT) nach Erzigkeit

Ergänzung des MMST. Hier kann bei einer eingeschränkten Kognition besser zwischen einer tatsächlichen demenziellen Symptomatik oder einem Aufmerksamkeitsdefizit unterschieden werden.

Beide Tests – sowohl der MMST als auch der SKT – sind zeitabhängig! Das heißt bradyphrene – also langsam denkende – Patienten, beispielsweise an Parkinson erkrankte Menschen, sind benachteiligt. Diesbezüglich gibt es eigenständige Tests, zum Beispiel den PANDA-Test, der unabhängig von einer Zeitvorgabe durchgeführt werden kann.

Geriatrische Depressionsskala

Test zur Abschätzung einer Depressivität.

Eine Depression kann sehr leicht eine demenzielle Symptomatik kopieren. So kommt es häufig zu Fehldiagnosen mit eklatanten Folgen. Zusätzlich ist eine Demenz oftmals von einer Depression begleitet, die dann ihrerseits die demenzielle Symptomatik wieder verschlimmern kann.

- 0–5 Punkte: kein Anhalt für eine Depression
- 6–10 Punkte: leichtgradige bis mäßige Depression
- 11–15 Punkte: schwergradige Depression

Nochmals! Allein die Punkte zu addieren, ergibt KEINE gültige Diagnose. Der „gesunde Menschenverstand" ist unverzichtbar (wie so oft).

Demenz – wie kann ich glauben, was ich nicht sehen kann?

Wahrlich ein Problem biblischen Ausmaßes. Seit Ewigkeiten der Kampf der Religionen. An etwas nicht Sichtbares, nicht Beweisbares glauben. Obwohl der Zweifel doch dem Menschen ins Stammhirn eingebrannt ist.

Glücklicherweise besteht dieses Problem bezüglich der Demenz nicht. Sicher – es gibt viele Bücher, einige Filme, viele Vorträge zu diesem Thema. Aber – wie kann man sich diese Erkrankung vorstellen? Wie fühlt ein betroffener Mensch? Wie denkt er? Wie verändert er sich? Wie kann man Demenz sichtbar werden lassen?

Glücklicherweise gibt es eine Bilderserie eines Künstlers, von Beruf Werbegrafiker, der, obwohl er an Alzheimer erkrankt war, stetig weiter malte – an seinem Lebensinhalt festhielt.

Carolus Horn, der im Jahr 1992 an Alzheimer verstorbene Künstler, „hangelte" sich an seiner Kunst als „rotem Faden" durch sein durch Alzheimer zu einer Nebellandschaft gewordenes Leben.

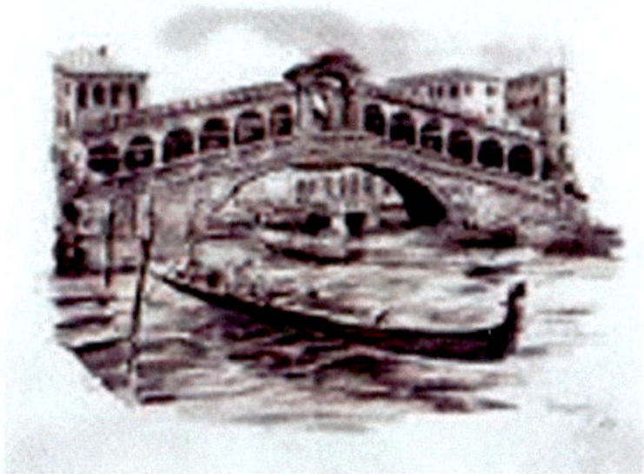

Alle Höhen und Tiefen werden von ihm dabei in seiner ausdrucksvollen Kunst lebendig. In den Bildern werden seine Defizite, seine Persönlichkeit, seine Ängste, seine Gefühle und auch sein jeweils aktuelles Zeitempfinden deutlich. Sie helfen uns, die Qualen der Demenz zu erkennen und tragen dazu bei, betroffene Menschen zu verstehen. „Ich bin glücklich über diese Ausstellung. Es beweist mir, dass ich nicht allein gelassen werde." (Eine Besucherin der Ausstellung und langjährige Pflegerin demenzkranker Menschen).

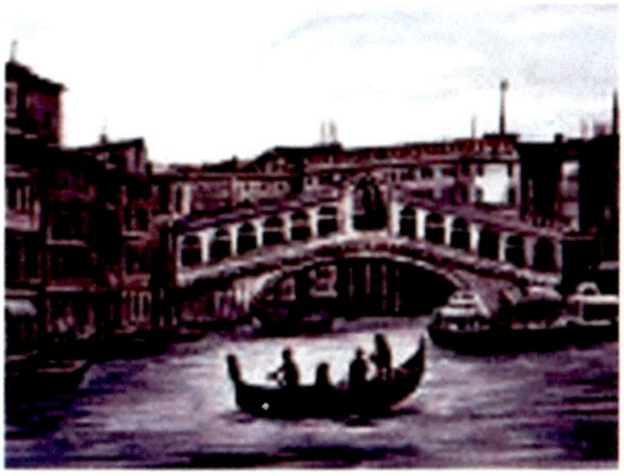

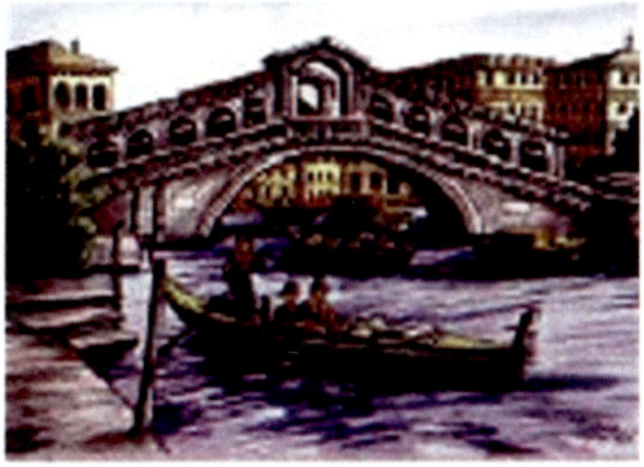

Anfänglich mit allen Einzelheiten dargestellte Personen und Gegenstände – Emotionen durch Federstriche – werden allmählich unschärfer. Die Farben werden dunkler und entsprechen der depressiven Phase. Allmählich verliert Carolus Horn die räumliche Vorstellung – die Perspektive wirkt verschoben.

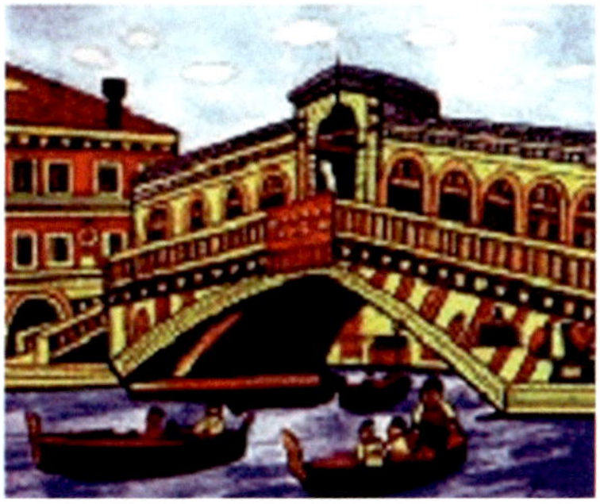

Er lebt zunehmend in seiner persönlichen Vergangenheit. Farben werden kräftiger. Die Bilder ähneln

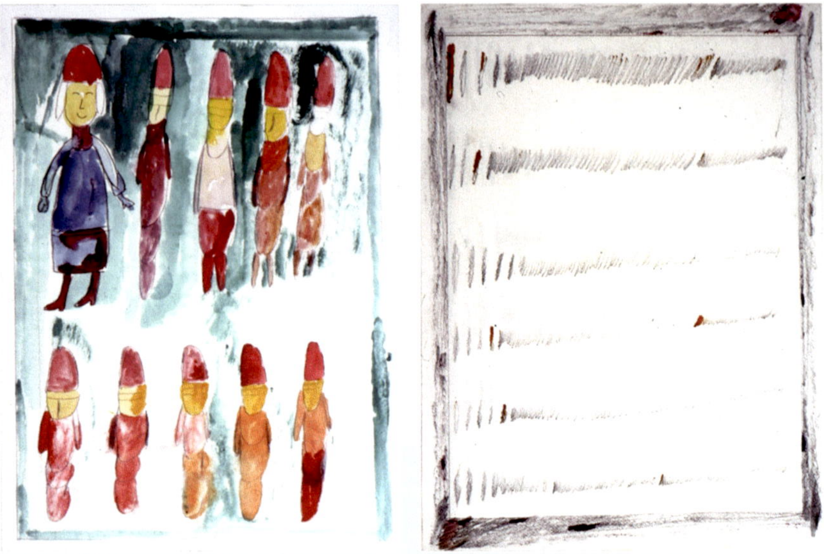

Abb. 2: Carolus Horn – Gartenzwerge und „Bleistiftgekrickel“

nun Ikonen, für die er sich während seiner Zeit in Russland in höchstem Maße interessierte. Seine Ängste, gar sein phobisches Erleben drückt er mit Fantasietieren und Doppelgesichtern aus. Er erlebt sich als eine „Doppelperson“ mit zwei ineinander übergehenden Gesichtern.

Letztendlich werden „aus Wolken Spiegeleier" (Maurer & Maurer 2009). So sieht Carolus Horn eben die Welt in seinem Zustand. Er entwickelt sich zurück, durchlebt seine Vergangenheit und folgt schließlich Shakespeares „Hamlet“, in dem aus „einem alten Mann wieder ein Kind wird“.

Er malt einen Gartenzwerg nach dem anderen auf einem Blatt Papier. Dabei kopiert er immer nur die unmittelbar zurückliegende Kopie, sodass am Ende nur noch ein Schatten des Originales zur Darstellung kommt. „Wenn er sich jeden Tag neu erinnern muss – was bleibt dann übrig?“ So könnte man das Bild deuten. Ein Schatten seiner selbst.

Zuletzt wildes „Bleistiftgekrickel“. Was für ein Weg. Vom genialen Grafiker zum Krickler (Abb. 2).

Und doch. Carolus Horn beweist es: Ein dementer Mensch denkt anders. Seine Gefühle sind topfit. Er kämpft – er nutzt seine Kunst als Waffe gegen die Krankheit. Er hält etwas in sich aufrecht.

Eine erstaunliche Sammlung – einzigartig auf der ganzen Welt – lässt den Verfall durch die Demenz sichtbar werden. Lässt andere begreifen. Der „Feind" bekommt ein Gesicht. Man kann ihn sehen. Und was man sehen kann, macht weniger Angst. Nein – Alzheimer ist nicht ansteckend. Wir brauchen keine neuen „Leprakolonien". Ansteckend sollte das Verständnis für diese Erkrankung werden.

Auf was muss ich achten? Symptome

Wie bereits auf Seite 8 im Rahmen der Erklärung der Testverfahren angedeutet, gilt auch hier: Punkte zu addieren oder einfach nur nach Checkliste abhaken, reicht für eine adäquate und möglichst optimale und vor allem menschenwürdige Versorgung nicht aus.

Vorsicht. Die Übergänge zwischen den einzelnen Stadien der Demenz sind fließend, und die Entwicklungsgeschwindigkeit variiert erheblich. Unterschiedliche Leistungsbereiche oder Fähigkeiten können verschieden ausgeprägt betroffen sein.

Um einen Krankheitsverlauf beurteilen zu können, ist nicht die Einordnung in ein Schema ausschlaggebend, sondern die möglichst genaue Beobachtung und Beschreibung der einzelnen Bereiche. Was kann ich denn beobachten? Warum ist Opa/Oma so anders?

Es gibt zahlreiche herausfordernde Verhaltensweisen bei einem demenziell veränderten Menschen. Ein dementer Mensch kann nahezu apathisch sein. Andererseits weist er möglicherweise auch ein abweichendes Bewegungsmuster auf. So zum Beispiel der Vater, der sonst immer sehr gerne Spaziergänge unternahm und nun nur noch still im Sessel sitzt oder auch umgekehrt.

Die Nahrungsaufnahme verändert sich, unter Umständen sogar sehr drastisch. Früher peinlich auf tadelloses Benehmen bedacht, wird nun Besteck missachtet und mit den Fingern gegessen.

Vielleicht weiß der Betroffene auch nicht mehr, wie er seine Emotionen steuern soll. Er ist möglicherweise sehr leicht gereizt oder gefühlsmäßig sehr labil. Bei jedem kleinen und für uns möglicherweise unzureichendem Anlass beginnt der Betroffene zu weinen, oder er lacht unpassenderweise sehr laut und ungehemmt während einer Trauerfeier. Unter Umständen ist er, aus für uns nicht ersichtlichen Gründen, unruhig (agitiert) oder auch aggressiv.

Von immenser Bedeutung ist es, dass wir uns klar machen, aus welchem Grund der Betroffene so reagiert. Vielleicht bemerkt er seine Defizite und ärgert sich über sich selbst – steigert sich bis zur Aggression hinein. Er weiß seine Gefühle nicht mehr zu steuern und kann seinem von unseren sozio-kulturellen Normen geprägten „Über-Ich“ nicht mehr folgen. Seine Triebe steuern ihn und lassen ihn zu einem Menschen mutieren, der uns völlig unbekannt erscheinen mag. Das „Es“ gewinnt die Macht, und so verändert sich das Individuum und damit das „Ich“. Diese Veränderungen können durchaus Hinweise auf eine weitere Gesundheitsstörung darstellen. Sie können uns auf eine Depression, eine Wahnvorstellung, auf Halluzinationen oder auch auf ein Angstsyndrom hinführen.

Das Augenmerk sollte aber nicht nur auf das Verhalten, sondern auch und nicht zuletzt auf die Fähigkeiten und Fertigkeiten sowie auf die Partizipation, die Teilnahmefähigkeit am Leben, gerichtet sein.

- Kann sich der Betroffene noch rasieren, die Haare kämmen oder schminken?
- Verfolgt er noch bestimmte Sendungen im Radio oder Fernsehen?
- Liest er noch Zeitung?
- Bemüht er sich um Ordnung in seinem Zimmer?
- Kann er sinnhaft an Unterhaltungen teilnehmen und verliert nicht den Faden?
- Erledigt er kleine Besorgungen noch selber?

Einen weitgefassten Katalog von Fragen erhalten wir mit dem NOSGER-Schema. Dieses Schema, dessen Sinnhaftigkeit von der genauen Beobachtungsgabe und der „Antenne“ des Versorgenden in höchstem Maße abhängig ist, deckt sechs Bereiche der Fähigkeiten und des Verhaltens eines Menschen ab. Dazu gehören Gedächtnis, Fähigkeiten, sich im Alltag zurechtzufinden (IADL), Selbsthilfefähigkeit (ADL), Stimmungslage, Sozialverhalten als Ausdruck eines evtl. sozialen Rückzugs und störendes Verhalten. Diesbezüglich gibt es viele schematische Kataloge. Die darin beschriebenen Eigenschaften sollten Sie hinsichtlich ihrer Auftretenshäufigkeit (immer, meistens, oft, ab und zu und nie) bewerten.

Fragenkatalog des NOSGER-Schemas:

1 Kann sich ohne Hilfe rasieren/schminken/Haare kämmen
2 Verfolgt bestimmte Radio-/Fernsehsendungen
3 Sagt, er/sie sei traurig
4 Ist unruhig in der Nacht
5 Nimmt Anteil an den Vorgängen der Umgebung
6 Bemüht sich um Ordnung im eigenen Zimmer
7 Kann den Stuhlgang kontrollieren
8 Setzt eine Unterhaltung nach Unterbrechung richtig fort
9 Kann kleinere Besorgungen selbst erledigen
10 Sagt, er/sie fühle sich wertlos
11 Pflegt ein Hobby
12 Wiederholt im Gespräch immer den gleichen Punkt
13 Wirkt traurig und weinerlich
14 Wirkt sauber und ordentlich
15 Läuft davon
16 Erinnert Namen von engen Freunden
17 Hilft anderen, soweit körperlich dazu imstande
18 Verlässt das Haus in nicht geeigneter Kleidung
19 Kann sich in der gewohnten Umgebung orientieren
20 Ist reizbar und zänkisch, wenn man ihn/sie etwas fragt
21 Nimmt Kontakt zu Personen in der Umgebung auf

22 Erinnert sich, wo Kleider und andere Dinge in der Umgebung liegen
23 Ist aggressiv in Worten und Taten
24 Kann die Blasenfunktion kontrollieren
25 Erscheint gut gelaunt
26 Hält Kontakt mit Freunden und Angehörigen aufrecht
27 Verwechselt Personen
28 Freut sich auf gewisse Ereignisse
29 Wirkt im Kontakt mit Angehörigen/Freunden positiv/freundlich
30 Ist eigensinnig. Hält sich nicht an Anweisungen oder Regeln

Wichtig in diesem Zusammenhang ist das Verständnis für die Körpersprache. Im Kapitel über Kommunikation (S. 25) gehe ich darauf noch genauer ein. Um Körpersprache sinnhaft deuten zu können, muss die versorgende Person ihre „Antennen ausfahren“ und „die Augen offenhalten“. Dies ist im Zusammenhang mit der Beurteilung von Schmerzen ebenfalls von allergrößter Bedeutung.

Schmerzen

Geben Sie zunächst an, in welcher Situation die Beobachtung erfolgt. Sitzt der Patient? Geht er? Liegt er im Bett?

Anschließend beobachten Sie den Patienten in Anlehnung an die nachfolgende Tabelle 3. Die Punkte werden addiert. Man geht davon aus, dass bei einer Punktzahl von mindestens 6 Punkten eine Therapie erfolgen muss.

Sie sollten sich für die Beobachtung etwas Zeit nehmen. Zwei Minuten sind ausreichend. Dann kreuzen Sie das beobachtete Verhalten an.

Außer bezüglich des Trostes sind mehrere positive Antworten möglich. Gewertet wird allerdings nur die höchste Punktzahl pro Kategorie.

Tab. 3: Schmerzskala der DGSS

Körpersprache	
entspannt	0
angespannte Körperhaltung nervös hin- und hergehen nesteln	1
Körpersprache starr geballte Fäuste angezogene Knie sich entziehen oder wegstoßen schlagen	2
Trost	
trösten nicht notwendig	0
Stimmt es, dass bei oben genanntem Verhalten ablenken oder beruhigen durch Stimme oder Berührung möglich ist?	1
Stimmt es, dass bei oben genanntem Verhalten trösten, ablenken, beruhigung nicht möglich ist?	2
TOTAL von max.	
Atmung (unabhängig von Lautäußerung)	
normal	0
gelegentlich angestrengt atmen kurze Phasen von Hyperventilation (schnelle und tiefe Atemzüge)	1
lautstark angestrengt atmen lange Phasen von Hyperventilation (schnelle und tiefe Atemzüge) Cheyne Stoke Atmung (tiefer werdende und wieder abflachende Atemzüge mit Pausen)	2
Negative Lautäußerung	
keine	0
gelegentlich stöhnen oder ächzen sich leise missbilligend oder negativ äußern	1
wiederholt beunruhigt rufen laut stöhnen oder ächzen weinen	2
Gesichtsausdruck	
lächelnd oder nichtssagend	0
trauriger Gesichtsausdruck ängstlicher Gesichtsausdruck sorgenvoller Blick	1
grimassieren	2

Quelle: Deutsche Gesellschaft zum Studium des Schmerzes e.V. (DGSS; www.dgss.org)

Ernährung

Ähnlich kann man bei Beurteilung der Ernährung verfahren:

- Ist der Patient erheblich untergewichtig oder nicht?
- Hat er in kürzerer Zeit Gewicht verloren?
- Ist er mobil oder bettägerig?
- Leidet er unter Stress oder einer akuten Erkrankung?
- Wie schwergradig ist die Demenz?

Worin kann eine Fehlernährung begründet sein? Möglicherweise hat der Patient keinen Appetit, weil „alles gleich schmeckt“ oder weil er zu viele Medikamente einnehmen soll. Vielleicht fühlt er sich auch einsam.

Auch die Art der Ernährung ist von großer Bedeutung. Bei unseren Kindern achten wir schließlich auch darauf, ob hauptsächlich Pizza oder Pommes die Zahnreihen passieren. Apropos! Sitzt die Zahnprothese fest? Ist sie intakt? Bereits nach einer Woche, beispielsweise in der Klinik nach einer Operation, verändert sich der Kiefer in einem Ausmaß, dass die Zahnprothese nicht mehr adäquat zu gebrauchen ist.

Auch von der Flüssigkeitsaufnahme ist die Ernährung abhängig. Ebenso vom Umstand, ob der Betroffene selbstständig essen kann oder ob er dabei Hilfe benötigt. Das „Füttern“, dessen eigentlicher Sinn im Ausdruck „Essen anreichen“ zu finden ist, stellt für den Betroffenen unter Umständen einen erheblichen Affront dar. Abgesehen davon schaffen es manche Pflegende tatsächlich, dass das „Essen anreichen“ wie „Füttern“ empfunden werden muss. Das sollte vermieden werden, da wir uns sonst sehr leicht in der Tierwelt wiederfinden. Es geht um „Menschenwürde“!

Schlussendlich kann die Messung des Oberarm- oder des Wadenumfangs zur Sicherung der Diagnose „Mangelernährung“ beitragen. Man kann sich unschwer vorstellen, wie schnell ein solcher Mensch Druckgeschwüre (Dekubitalulcera) entwickelt und wie sehr er darunter leidet.

Trotz allem. Des Menschen Wille ist sein Himmelreich, und man muss auch akzeptieren lernen, dass mancher alte Mensch sich entscheidet, sich sterben zu lassen. Die Möglichkeiten der künstlichen Ernährung und de-

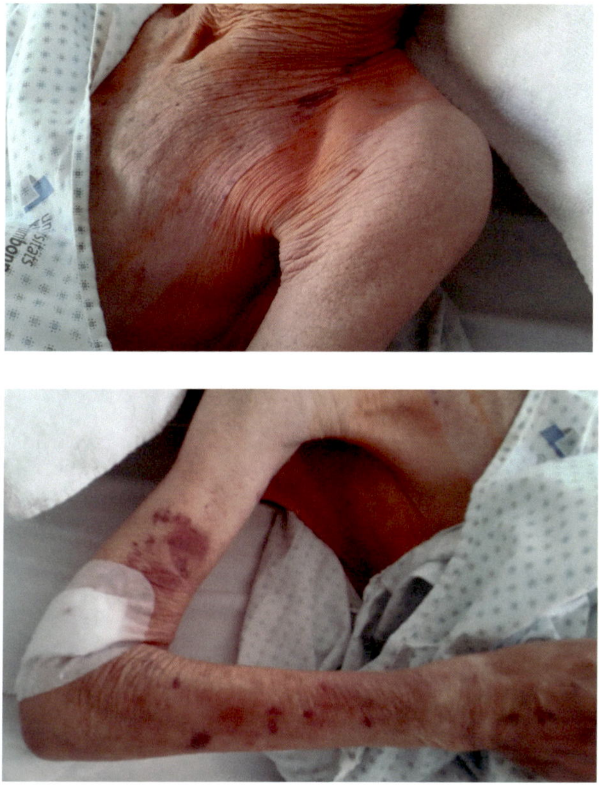

Abb. 3: Verlust der Fettreserven im Unterhautgewebe und der Muskelmasse bei Patienten, die an einer Auszehrung leiden.

ren Notwendigkeit müssen dringend genauestens und individuell überlegt und diskutiert werden. Ein Leben zu verlängern, ist sinnvoll. Ein Leiden unermesslich hinauszuzögern, ist unmenschlich und unnütz.

Hermeneutik – die Kunst des Deutens

In den letzten Kapiteln wurde wiederholt darauf hingewiesen, die gegebenen Sinne zu nutzen, seine „Antenne“ einzusetzen. Wie nun kann man diese Hilfsmittel gezielt einsetzen, um tatsächlich damit auch ein sinnhaftes Hilfsmittel zu erhalten? Dieser Gebrauch der „Hilfsmittel“ ist eine wahre Kunst, die gewisser Regeln bedarf, und sie heißt „Hermeneutik“. Dabei besteht der letztendlich nahezu automatisch ablaufende Prozess aus vier Schritten.

Zu Beginn steht die **Problemanalyse**. Das als herausfordernd oder problematisch empfundene Verhalten des Bewohners oder Patienten muss zunächst detailliert beschrieben und analysiert werden. Dies nicht erst nach einer Woche, sondern verhaltensnah.

Worin besteht das Problem genau? Wie äußert es sich? Wann tritt dieses Verhalten auf? Wie oft kommt es dazu? Ist es vom Ort oder einer Person abhängig? Was sollte sich ändern? Dies alles sind Fragen, deren Beantwortung zur Problemanalyse beitragen.

Nun könnte man eigentlich wissen, worum es geht. Jetzt sollte man verstehen lernen, worin dieses Verhalten begründet ist. **Warum** verhält sich der demente Mensch in dieser Art? Wir müssen also den dementen Menschen zunächst kennenlernen. Wir müssen biografische Daten sammeln und damit versuchen zu verstehen, warum der betroffene Mensch sich derart entwickelt hat. Uns interessiert der Grund des „So-geworden-Seins“. Wir fragen uns also, was der demenzkranke Betroffene für ein Mensch ist. Was denkt er? Was fühlt er? Was will er? Was leitet ihn? Worauf ist er stolz?

In der „Elderman-Studie“, die Mitte der 1990er-Jahre an der Universitätsklinik Essen durchgeführt wurde, wurden genau diese Umstände erforscht. Die Gründe für das Verhalten älterer Menschen wurden dargestellt. Die Lebensumstände, die zur Charakterbildung beitrugen und die erklären könnten, warum der demente Mensch sich nun in der Gegenwart in der gezeigten Art verhielt.

Nun hat man also eine eigene Theorie entwickelt, mit der man das Verhalten des Betroffenen zu erklären versucht. Aber ... gilt diese Theorie überhaupt? Habe ich überhaupt recht? Vielleicht hat der Betroffene auch ganz andere Gründe. Wenn ich selbst schlecht gelaunt bin, kann doch nicht auch einfach jemand daherkommen und anderen den Grund MEINER schlechten Laune erklären.

Man muss sich dieses Umstandes bewusst werden. Erst dann erkennt man die Notwendigkeit, seine eigene Meinung **überprüfen** zu müssen. Hält meine Theorie der Wirklichkeit stand? Entspricht meine Theorie auch der Wahrnehmung anderer Beteiligter? Unter Umständen ergibt sich die Notwendigkeit, seine eigenen Erklärungsansätze verändern zu müssen.

Einfach gesagt darf man auf keinen Fall die Selbstkritik vergessen. Man ist wahrhaft gezwungen, nachzudenken und sich auszutauschen, womit wir bereits jetzt schon die unbedingte Wichtigkeit der Kommunikation herausarbeiten. Erkennt man nun, dass die Beobachtungen durchaus haltbar sind und dass die entwickelte Theorie durchaus Gültigkeit besitzt, dann geht man den letzten Schritt. Welche **Lösungsmöglichkeiten** gibt es?

Unter Zuhilfenahme der vorherigen Schritte wird man nun Strategien zu entwickeln versuchen, die das herausfordernde Verhalten positiv beeinflussen. Diese Strategien bilden die Grundlagen für die Modifizierung der Pflegeplanung.

Wir haben also ein neues Ziel formuliert und arbeiten daran, dieses Ziel auch zu erreichen. Hierzu ist es selbstverständlich von allergrößter Wichtigkeit, dass wir unsere Erkenntnisse nicht als Geheimnis unseres eigenen „Versorgungszaubers“ hüten. Nein – wir müssen diese Erkenntnisse verbreiten, sie kommunizieren.

Was nützt es dem Betroffenen, wenn nur ein einziger Helfer sein Verhalten nachvollziehen kann. Ist dieser Helfer abwesend, wird das Problem wiederholt von Neuem akut und bedrohlich. Es stört erneut den Versorgungsablauf, die emotionale Befindlichkeit der Betroffenen und der Pflegekraft usw. Aus diesem Grund ist die Erstellung eines Patientenwörterbuches ausgesprochen sinnvoll.

WIR sind gefragt. UNSER Verständnis, UNSERE Empathie, UNSERE Flexibilität. Der demente Mensch kann uns dabei nicht helfen. Er kann sich ja selber nicht helfen. Er ist hilflos und erlebt sich auch so. Was der betroffene Mensch an Menschlichkeit verliert, das müssen WIR hinzugewinnen. Nur so kann der betroffene Mensch in Würde weiterleben.

Mit dem Patientenwörterbuch geben wir unsere Informationen, die Erkenntnisse und Lösungsansätze, weiter und helfen somit, anderen Pflegenden die Versorgung des Betroffenen problemloser gestalten zu können. Vor allem aber ersparen wir dem Betroffenen selbst einen Affront. Wir vermeiden, ihn einmal mehr mit seiner Nase auf ein Defizit zu stoßen und ihn damit zu frustrieren. Wir vermeiden eine aggressive Reaktion, ermöglichen somit einen harmonischeren Tagesablauf und stellen den Patienten zufrieden. Unser Ziel: zufriedene Patienten.

10 Bitten alter Menschen an Betreuer aller Art

„Lese ich richtig?", mögen Sie sich nun fragen. Ja! Auch alte und pflegebedürftige Menschen haben Wünsche und Bedürfnisse und auch Ängste. Selbst in der Bibel wird darauf aufmerksam gemacht. Im Psalm 71 wird die Perspektive eines alten Menschen vor Gott gespiegelt. Der alte Mensch merkt, wie die körperlichen oder/und geistigen Kräfte schwinden. Er verspürt vor allem Angst. Angst vor dem „verlassen werden" von Gott und den Menschen.

„Du sollst Vater und Mutter ehren" heißt doch, dass man sich um einen alten Menschen kümmern soll, wenn er es nicht mehr selbst kann. Man gibt zurück, was man selbst irgendwann einmal erhalten hat.

„Verwirf mich nicht, wenn ich alt bin, verlass mich nicht, wenn meine Kräfte schwinden. Denn meine Feinde reden schlecht von mir ... Auch wenn ich alt und grau bin, o Gott, verlass mich nicht." (Ps 71,9f. 18).

Sehen wir uns den alten Mann in **Abbildung 4** einmal genauer an. Er steht da. Den Blick zum Himmel. Graues Hemd, dunkle Hose, dunkle Bril-

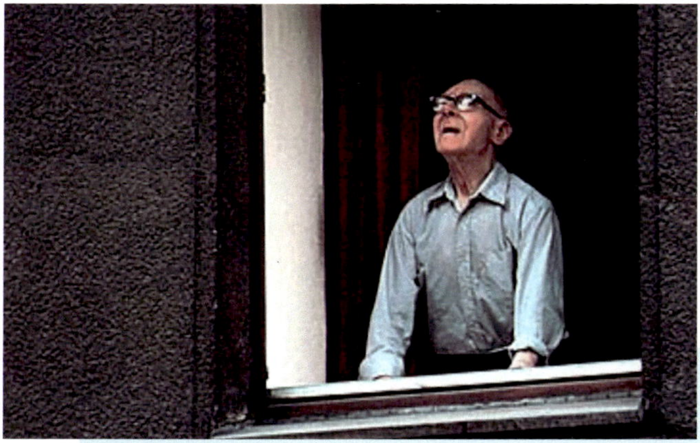

Abb. 4: Alterstristesse

le. Der Raum hinter ihm ist dunkel. Das Haus ist grau verputzt. Alles ist dunkel und farblos. Was mag er denken? Er scheint hoffnungslos zu sein und hält vielleicht tatsächlich in diesem Moment seine Zwiesprache mit seinem Schöpfer.

Genau dieses Bild ist aber der Spiegel unserer Gesellschaft. Denken Sie einmal an das Kleidungsangebot für alte Menschen im Kaufhaus. In der hinteren Ecke gibt es einige Ständer mit Kleidung für alte Menschen. Die „lustigsten" Grautöne werden hier vorgehalten. Vom schönen Steingrau über Mausgrau und Taubengrau bis hin zum geschmeidigen Staubgrau. Vielleicht noch ergänzt durch ein auflockerndes Dunkelbraun oder ein freundliches Beige. Alles frei nach dem Motto: Wir kleiden die Alten sauber – dann kann man uns ja nichts vorwerfen. Dann stellen wir ihn ins Abseits und sehen ihn nicht mehr, da alles grau in grau ist und er sich nicht mehr abhebt. „Wer liebt denn was nun stört?" (Lied „Dawn" [Dämmerung], P. Plettenberg).

Die gesundheitspolitischen Regelungen berücksichtigen nicht unbedingt die Bedürfnisse alter und kranker Menschen. Ein alter Mensch, der zusätzlich noch dement ist, hat durchaus Bedürfnisse, die sich von den Bedürfnissen jüngerer Patienten unterscheiden.

Bedenken Sie bitte unbedingt: Die Reserven eines solchen Menschen sind rein altersbedingt unter Umständen deutlich eingeschränkt. „Der Vater/die Mutter kann nicht mehr so, wie er/sie in jungen Jahren konnte." Die Betroffenen haben ihr Leben bereits sehr aktiv verbracht, und der „Jungbrunnen" ist nicht gefunden worden.

Andererseits bedeutet dies jedoch auch, dass der Umgang mit diesen Patienten in außergewöhnlich hohem Maße von Demut und Respekt geprägt sein sollte.

Nachfolgend stelle ich Ihnen die „10 Bitten alter Menschen" aus dem Buch „Alt, krank und verwirrt" von M. Kojer (s. S. 67) vor, an denen jede Pflegeperson ihr Tun und Handeln kontinuierlich messen sollte.

10 Bitten alter Menschen

(1) Bitte respektiert uns so, wie wir sind!

(2) Wir sind keine kleinen Kinder, auch wenn wir schon gebrechlich, inkontinent und vergesslich sind. Bitte behandelt uns daher auch nicht wie kleine Kinder!

(3) Bitte lasst uns so selbstständig wie möglich sein!

(4) Auch wenn unser Geist nicht mehr fit ist, wir spüren alles ganz genau, denn unsere Gefühle sind topfit!

(5) Wir erfassen viel mehr von unserer Umgebung, als ihr glaubt. Bitte verhaltet Euch nicht so, als ob wir nicht da wären!

(6) Bitte habt Geduld mit uns und passt Euch unserem langsameren Tempo an!

(7) Unsere Gebrechlichkeit macht uns rasch ängstlich. Bitte schüchtert uns nicht durch euer Verhalten ein!

(8) Auch alte Menschen haben das Recht auf Bewegungsfreiheit. Bitte sperrt uns nicht ein!

(9) Wir sind sehr alt und müde. Bitte lasst uns schlafen, wenn wir das Bedürfnis danach haben!

(10) Bitte helft uns, unseren letzten Lebensabschnitt in Würde zu erleben.

Denken Sie dabei auch daran: „Morgen ... sind WIR selbst an der Reihe!"

Demenz – und trotzdem Mensch! Der Umgang mit demenzkranken Menschen

Beachten Sie unbedingt bereits direkt zu Beginn: Dieses Kapitel besitzt keine Allgemeingültigkeit! Jeder Mensch hat seine eigene Persönlichkeit und seine eigenen Bedürfnisse. Was für den einen die unbedingt richtige Vorgehensweise bedeutet, muss für den anderen gerade nicht richtig sein, und für den Dritten gilt wieder etwas anderes. Ich kann nur meine Erfahrungen weitergeben und das Thema zumindest anstoßen.

Der Kerngedanke dieses Kapitels und des gesamten Buches ist unbedingt: Was Sie weiterbringt und Ihrem Angehörigen oder Schützling hilft – das ist für Sie richtig. Es gibt kein Rezept, dessen einzelne Schritte man „nachkochen" kann. Ich weise auf Fallstricke hin, deren Umgehung Ihnen und dem Betroffenen so manches Leid ersparen kann, und ich will Ihren Blick von starren Schemata im Rahmen der Versorgung demenzkranker Menschen abwenden. Individualität ist das Zauberwort.

Kommunikation

Wer redet, dem kann geholfen werden. Welche Weisheit steckt in diesem Satz. Woher soll das Gegenüber wissen, was man möchte? Es kann es doch nicht erraten oder aus der Luft greifen. Oder?

Grundsätzlich gilt: ES IST UNMÖGLICH, NICHT ZU KOMMUNIZIEREN! (Paul Watzlawick). Die nonverbale Kommunikation, also die Sprache ohne Worte, ist allgegenwärtig. Die Körpersprache mit Mimik und Gestik und dem Verhalten sagt vieles über einen Menschen aus. Wahrscheinlich sogar mehr als die gesprochenen Worte.

Ein Lächeln oder das Türenknallen sagen dem hilflosen Patienten sehr genau, wo er steht und was Sie gerade über ihn denken. Sie brauchen nichts zu sagen. Sehr schnell werden Sie auch als unehrlich entlarvt, wenn Mimik und Gestik nicht zum gesprochenen Wort passen.

„Ich freue mich sehr, dass gerade Sie mich besuchen!", sage ich kaugummikauend und ohne Blickkontakt zu einem Menschen. Ganz sicher wird er mir das Gesagte nicht glauben, denn er fühlt sich durch meine Körpersprache nicht ernst genommen.

Als Beispiel führe ich in meinen Vorträgen gerne folgende Straßenschilder an: In Deutschland findet man zahlreiche Hinweis- und Warnschilder. Nicht immer ist der Sinn nachvollziehbar. Ein Schild mit der Aufschrift „ALTENHEIM" ist nicht für jeden verständlich.
Ein nicht deutschsprachiger Mensch landet am Flughafen und leiht sich ein Auto. Er fährt los und passiert dieses Schild „ALTENHEIM". Wer weiß, was er denkt? Willkommen? Fahr' schneller? Er beachtet es nicht und fährt genauso schnell weiter. Ein Bewohner dieses Heimes tritt auf die Straße und wird von ihm angefahren und verletzt. Wäre das Schild für ihn verständlich gewesen, hätte man dies höchstwahrscheinlich vermeiden können.

Dieses Straßenschild, nun, es steht in Schottland, kommuniziert zum einen mit Worten, aber andererseits auch bildlich – eben „nonverbal". Hier ist der Fremde, der die Sprache nicht beherrscht, nicht hilflos. Er erkennt, worum es geht. Das Bild spricht in einer Sprache zu ihm, die er versteht.

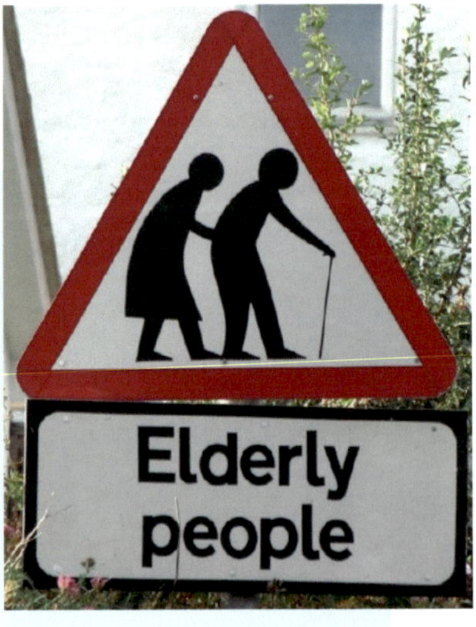

Abb. 5: Ein Mann geht vorweg. Etwas gebeugt, kleine Schritte. Vielleicht leidet er an der Parkinsonschen Erkrankung. Er geht am Stock – etwas mühsam.
Hinter ihm geht eine ältere Frau. Ebenso gebeugt. Der Rücken ist krumm. Die Schritte aber weiter als bei ihm. Der Gang scheint sicherer. Sie stützt ihn.
Sie sehen, wie viel man allein aus diesem Schattenbild lesen kann, ohne die Sprache darunter „Elderly people" (= alte Menschen) verstehen zu müssen. Ohne Worte „spricht" man immer. Bei jeder Gelegenheit. Im Bus, beim Chef, beim Demenzkranken.

Und Sie können reden, wie Sie wollen. Ihr Körper sagt möglicherweise im Gegensatz dazu immer die Wahrheit. Aus diesem Grund ist das Kommunikationsverhalten so unglaublich wichtig. Man muss sich Mühe geben, wenn man richtig verstanden werden möchte.

Im Umgang mit demenzkranken Menschen müssen noch weitere Besonderheiten beachtet werden. So reagieren Betroffene positiv auf Redewendungen (Milieusprache) oder allgemein auf den Dialekt ihrer Herkunft. Somit ist die biografische Arbeit im Umgang mit Betroffenen einmal mehr wichtig. Diese Erkenntnisse entsprechen dem psychobiografischen Pflegemodell nach Prof. Erwin Böhm.

Beim Reden mit Betroffenen sollte man es natürlich nicht an Wertschätzung und Einfühlungsvermögen (Empathie) fehlen lassen. Achten Sie auf den „Diana-Effekt“.

> Prinzessin Diana war bekannt für Ihre Kommunikationsform. Sie baute stets einen Blickkontakt auf und begab sich dazu durchaus auch auf Augenhöhe mit dem Gesprächspartner. Sie vermied unbedingt negative Ansprache. Dazu setzte sie vorsichtige Berührungen ein und achtete dabei auf verbale und nonverbale Signale.

Wenn dabei der Eindruck entsteht, die Berührung sei unangenehm, ziehen Sie bitte die Hand sofort zurück. Bei der Verabschiedung sollten Sie unbedingt klar und eindeutig vorgehen. Nichts ist schlimmer, als wenn der hilfsbedürftige oder ängstliche Mensch vergeblich auf Sie wartet, da er Ihre Verabschiedung nicht realisiert hat. Nutzen Sie unter Umständen Rituale, wie das Winken, auf die der Betroffene reagiert.

Schaffen Sie im Gespräch Vertrautheit. Setzen Sie sich. Sie zeigen dem Gesprächspartner damit, dass Sie sich für ihn Zeit nehmen.

Überprüfen Sie die persönliche Anrede. Manche demente Menschen möchten mit dem Vornamen oder einem Spitznamen angesprochen werden. Sie fühlen sich dann vertrauter und haben weniger Angst. Auch wenn die Stationsschwester das unbedingte Siezen im Dienst wünscht ... Der Patientenwunsch geht vor! Der demente Mensch kann doch die gesamte Situation nicht richtig beurteilen und würde sich eventuell sogar vor den Kopf gestoßen fühlen.

Im Gegenzug darf jedoch nicht jeder der Patienten oder Bewohner automatisch mit dem Vornamen angesprochen werden. Das Recht auf Respekt hat jeder Mensch – auch der, der dement ist. Die jeweilige Form der Anrede richtet sich unbedingt nach dem Wunsch des Patienten, nach seiner Prägung und nach seiner Erreichbarkeitsstufe. Die Reaktion auf die jeweilige Anrede muss im Team diskutiert und dokumentiert werden.

Verbale Kommunikation mit dementen Menschen kann erschwert sein. Manche Menschen benutzen einen eigenen Sprachcode oder fallen in ihre Kindheitssprache zurück. Diese Eigenheiten müssen ebenfalls dokumentiert werden. Zu diesem Zweck kann man ein Patientenwörterbuch anlegen, das jeder nachfolgenden Pflegeperson hilfreich sein kann, den Patienten zu verstehen und ihm ggf. eine peinliche Situation zu ersparen.

> „Ich habe einen Wunsch!", sagte eine ehemalige Patientin zu mir. Natürlich ging ich darauf ein und fragte, was sie denn wünsche. „Ich habe einen Wunsch!", wiederholte sie. Ich entgegnete, dass ich ihr sehr gerne behilflich wäre. Sie solle mir nur genau sagen, was sie denn wünsche. „Ich habe einen Wunsch. Ich habe einen Wunsch. Ich habe einen Wunsch!", wiederholte sie deutlich drängend. Ich erklärte ihr, dass ich sie nicht genau verstünde. „Jetzt ist es sowieso zu spät", kam die Antwort. Sie hatte Stuhlgang in der Windelhose und hatte wohl zur Toilette gewollt. Im Gespräch mit Angehörigen erfuhr ich, dass diese Dame als Kind stets sagte: „Ich habe einen Wunsch", wenn sie zur Toilette musste. Somit trug ich dieses Wort in ihr Patientenwörterbuch ein, damit künftige Pflegepersonen diese Eigenheit kennenlernten und somit der Patientin eine ähnliche Situation künftig ersparen konnten.

Neben Dingen, die man unbedingt beachten und durchführen sollte, gibt es allerdings auch einiges, das man unbedingt unterlassen sollte! Zum Beispiel „WARUM-Fragen"!

Im Umgang mit einem dementen Menschen sollte man unter allen Umständen vermeiden, sich eine Handlung begründen zu lassen und den Menschen zu fragen, „WARUM" er dies nun gerade tut. Der betreffende Mensch müsste für diese Frage – wie wir auch – überlegen und einen logischen Zusammenhang herstellen. Leider ist dies aufgrund der eingeschränkten Hirnleistungsfähigkeit nicht mehr möglich. Dies spürt der Betroffene. Somit entsteht eine Situation, in der der demente Mensch sich eingeschüchtert fühlt und ggf. aggressiv, unruhig oder depressiv reagiert.

Am besten eignen sich einfache Fragen, die auch mit einem „Ja“ oder „Nein“ beantwortet werden können.

Bewegung

... ist ein wichtiger Baustein im Umgang mit dementen Menschen. Dabei ist es nachrangig, ob diese Bewegungen auch in unserem Sinne „sinnvolle Bewegungen“ sind. Menschen mit Demenz haben unterschiedliche Bewegungsmuster. Sie sitzen z. B. entweder häufig lange auf einem Platz oder sie wandern ruhelos umher.

Es sollten Tätigkeiten ermöglicht werden, die zu einem Ausgleich des Bewegungsmusters führen. Bereits einfache Dinge, wie z. B. eine Flasche selbst zu öffnen, Vorhänge selbst zu öffnen oder zu schließen oder selbst das Bett zu richten, können hilfreich sein.

Durch Biographiearbeit sollte versucht werden, den Grund des jeweiligen Bewegungsmusters zu eruieren und dementsprechend eine angepasste Beschäftigung zu konstruieren.

Ein dementer Mann, 80 Jahre alt, wurde auf meiner Station aufgenommen. Er war höflich, gut führbar und mobil. Er war derart mobil, dass er Stunde um Stunde im Rondell der Station unterwegs war, kurz mit den dort sitzenden Mitpatienten sprach und weiterlief. Lange Pausen tolerierte er nicht. Erst am frühen Abend kam er zur Ruhe.
In Gesprächen mit seiner Ehefrau erfuhren wir, dass dieser Patient zeit seines Lebens als Schaffner in Fernzügen tätig war. Dieser Mann war während des gesamten Berufslebens gelaufen. Dies setzte er nun in der Klinik weiter um. Die Ehefrau erklärte, dass es ihm extrem schwergefallen sei, den Beruf aufzugeben. Immer wieder setze er zu Hause seine Schaffnermütze auf und nehme auch seine Signalkelle in die Hand.
Wir schlugen vor, ihrem Mann diese Gegenstände in die Klinik mitzubringen. Am nächsten Tag bekam er seine geliebten Utensilien. Mit Tränen in den Augen trug er seine Mütze und begann mit seiner Signalkelle den „Verkehr“ auf der Station zu regeln. Er wurde deutlich ruhiger und nahm sogar an Gewicht zu. Damit hatten wir ihm eine Beschäftigung gegeben, die seinem Bewegungsdrang entgegenkam.

Als ergänzender Effekt, der durchaus nicht zu unterschätzen ist, können durch ausreichende Bewegung an frischer Luft die Atmung, der Kreislauf und die Regulation der Körpertemperatur unterstützt werden. Somit wird Erkrankungen vorgebeugt, indem u. a. die Abwehrkräfte gesteigert werden.

Körperpflege

Zwang ist immer schlecht. Nirgendwo steht geschrieben, dass ein Mensch um sechs Uhr morgens gewaschen oder geduscht oder gebadet werden muss. Somit gibt es keinen Anhalt für die Verordnung eines Waschzwanges.

Natürlich sollte der demente Mensch nicht übel riechen oder massiv verschmutzt sein. Auch „kleine Tierchen" müssen nicht toleriert werden. Einige Menschen mit Demenz haben einfach Angst vor dem Baden oder Duschen. Unter Berücksichtigung der Hygiene waschen sich demente Menschen nach ihren eigenen Gewohnheiten. Auch die Badezeit sollte den Gewohnheiten angepasst werden.

Menschen mit Demenz werden also nicht nach „Badeplan", sondern nach ihren Wünschen gebadet. Auch wenn mittwochs „Badetag" ist, gilt das oben Geschriebene. Dann muss die pflegende Person eben einen anderen Tag in „Mittwoch" umbenennen.

Außerdem sollten Pflegeprodukte oder Badelotionen sparsam gebraucht und verwendet werden. Viele der heute alten Menschen sind bezüglich des Gebrauchs von Seifen oder Cremes sehr sparsam. Diese waren früher teuer und galten als Luxusartikel. Kernseife wurde meist nur verwendet, wenn man wirklich schmutzig war.

> Ich erinnere mich noch an meine Oma. Sie liebte es, gut zu riechen. Jedes Jahr zu Weihnachten oder zum Geburtstag bekam sie wunderbare Seifen geschenkt. Diese Seifen waren noch in edlem Seidenpapier eingeschlagen und mit einem goldenen Etikett verziert. Man sah ihnen schon an: Die waren teuer!
> Als meine Oma schließlich verstarb, oblag uns die Auflösung ihrer Wohnung. Wir fanden, fein säuberlich gestapelt und original verpackt, etwa 30 Stücke fein duftende Seife im Schrank. Nur ein Stück war benutzt.

Was denkt wohl ein alter, dementer Mensch, wenn in sein Badewasser eine halbe Flasche Schaumbad geleert wird? Auch wenn Sie es gut meinen. Der Mensch denkt womöglich, er müsse dafür aufkommen. Er erinnert sich, wie wertvoll dieser Badezusatz ist, und bekommt möglicherweise Panik und ein schlechtes Gewissen, da er das gar nicht bezahlen kann. Manchmal ist weniger ohnehin mehr.

Essen und Trinken

Ernährung und Flüssigkeitsaufnahme sind für einen alten Menschen, für sein Befinden und seine Gesundheit von allergrößter Wichtigkeit. Nimmt ein alter Mensch an Gewicht ab, verliert er sogar Muskelmasse (Sarkopenie) oder trocknet aus (Exsikkose), dadurch können sich ungeahnte Komplikationen ergeben.

Die Kraft schwindet. Damit kann das Gehvermögen leiden. Die Selbsthilfefähigkeit nimmt ab, und man entwickelt sich zum Pflegefall. Dabei wurde noch nicht einmal auf die zunehmende Nierenschwäche, die hierdurch zunehmende Vergiftungsmöglichkeit durch den verschlechterten Medikamentenabbau und die allgemeine Verschlechterung sämtlicher Organfunktionen eingegangen.

Abgesehen vom Verhalten ist bezüglich der Nahrungsaufnahme auch ein funktionsfähiges Gebiss erforderlich. Liegt ein alter Mensch im Krankenhaus und trägt etwa eine Woche die Zahnprothese nicht, hat sich der Kiefer umgebildet, und die Zahnprothese passt nicht mehr. Damit kann er nicht mehr beißen. Eine neue Prothese ist teuer, und diese Kosten sind vermeidbar. Somit wird allein durch Unachtsamkeit oder auch durch Unwissen ein Pflegefall geschaffen, der hätte vermieden werden können.

Natürlich gibt es auch noch viele andere Ursachen. Eines haben aber alle gemeinsam. Die Folgen. Hat ein alter Mensch Gewicht und Muskelmasse und damit Kraft erst einmal verloren, ist es nahezu unmöglich, dieses Defizit wieder auszugleichen. Daher: „Wehret den Anfängen!"

Zunächst beschäftigen wir uns mit dem Verhalten und der Esskultur. Gemeinsame Mahlzeiten fördern den Appetit. In Gesellschaft schmeckt

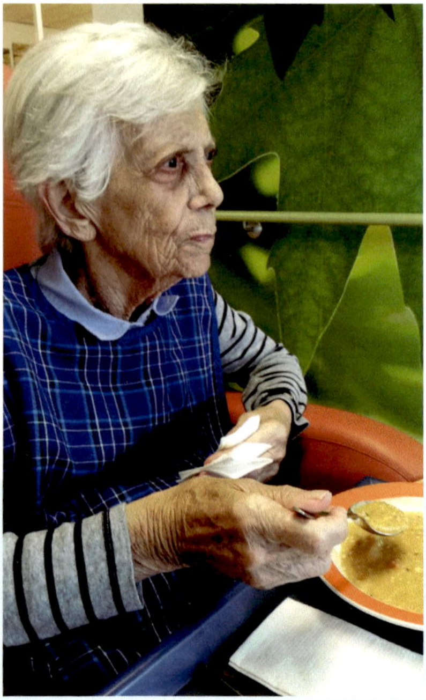

Abb. 6: Lieber Schürze als Babylätzchen

es einfach besser. Ein Tischgebet kennt der betreffende Mensch vielleicht noch. Er kennt dieses Ritual und weiß: Danach begann das Essen. Auch eine aktivierende Tischkultur, die Erinnerungen weckt (z. B. weiße Tischdecke an Sonn- und Feiertagen), kann die „Freude am Essen" zurückbringen. Wer Bedenken wegen einer eventuellen Verschmutzung der Tischdecke hegt, kann zu Hilfsmitteln greifen. Bitte beachten Sie aber: Sie haben kein Kindergartenkind und auch keinen „Teletubbi" vor sich. Bitte benutzen Sie Kittelschürzen oder Stoffservietten, aber bitte KEINE infantilen Lätzchen.

Die Lätzchen für Babys sind doch hinreichend bekannt. Schönes bunt bedrucktes Plastik. Unten noch ein Auffangfach für „fehlgeleitete" Lebensmittel. Immerhin. In der Nacht hat man dann noch eine Reserve. NEIN. Man muss doch diesen gestandenen, alten Menschen nicht zur

Schau stellen und bis zur Lächerlichkeit maskieren. In kurzer Zeit stehen Sie in der gleichen Situation. Möchten Sie derart behandelt werden?

Ähnlich ist es mit der Toleranz der individuellen Essmanieren. Mancher demente Mensch kann nun einmal nicht mehr das Besteck benutzen. Trotzdem hat er Hunger. Also isst der mit den Händen und den Fingern. Es ist durchaus legitim, diesem Menschen zu helfen. Nicht indem wir ihm das Essen anreichen und ihn passivieren. Nein. Wir sind angehalten, sein moralisch abtrünniges Verhalten – nämlich mit den Fingern zu essen – zu „re-moralisieren“: Wir stellen Fingerfood her. Damit wird dem Menschen ein Affront erspart. Und das in Zeiten, in denen jeder Jugendliche in bekannten Hamburger-Restaurants ohnehin ebenfalls mit den Fingern isst. Was für eine Verwerflichkeit des „Alters“.

Esstraining ist ein weiterer, nicht unerheblicher Mechanismus, die Selbsthilfefähigkeit des Patienten zu steigern.

> Ein allein lebender alter Herr lebt noch in seiner Wohnung. Der Pflegedienst kommt dreimal täglich. Der Helfer dieses Dienstes richtet auch die Mahlzeiten. Mittags bringt er ein fertiges Menü. Leider reicht wieder einmal die Zeit nicht aus. Somit wird das Essen hingestellt – vielleicht wird das Fleisch noch zerschnitten –, noch ein „Guten Appetit“ und auf geht's zum nächsten Patienten.
> Der Herr sitzt nun allein vor dem Menü. Niemand leistet ihm Gesellschaft. Das Essen schmeckt nicht so sehr, und der Appetit ist ohnehin reduziert. Das Essen bleibt stehen und wird später vom Pflegedienst abgeräumt. Einfacher Mechanismus – kompliziertestes Ergebnis.

Menschen mit Demenz können nicht jeden Tag ihre Alltagskompetenzen erfüllen. Je nach Tagesform sind sie zu unterschiedlichen Zeiten aktiv. Dies bedeutet, dass die Tagesstruktur an die Bedürfnisse des jeweiligen Menschen angepasst sind und nicht an die Gewohnheiten der Pflegeperson. Mit Zwang erreicht man gar nichts.

Vor jeder Hilfestellung beim Essen ist die Analyse wichtig: „Benötigt der Mensch Hilfe oder nur Zeit?“ Wie leicht ist es, jemandem das Besteck aus der Hand zu nehmen und ihn „zu füttern“. Sind wir denn im Zoo, dass „gefüttert“ werden muss?

Leidet ein Patient neben seiner Demenz zusätzlich noch an der Parkinsonkrankheit, dann ist er erheblich verlangsamt. Er kann nicht schneller. Aber er kann! Nehmen wir ihm nun diese Chance, dann degradieren wir ihn zum reinen Pflegefall. Kurzfristig wird er dann wirklich nicht mehr selbstständig essen können. Denn: „Wer rastet, der rostet." So verhält es sich mit jeder Pflegetätigkeit und nicht nur mit dem Essen.

Auch das Entscheidungstraining ist von großer Wichtigkeit. Was und wie will der Mensch z. B. trinken? Tee oder Kaffee? Mit Milch und Zucker? Warum maßen wir uns an, dem uns anvertrauten Menschen seine Entscheidungsfreiheit zu nehmen und seine Entscheidungsfähigkeit infrage zu stellen? Direkt vorgesüßte oder mit Milch versehene Getränke sollten tabu sein.

> Führen Sie sich einmal die Situation vor Augen: Die Schwester geht über den Flur und verteilt Getränke. Sie füllt Kaffee in den Schnabelbecher und fügt Zucker und Milch dazu. Deckel drauf – dem Patienten hingestellt – Prost.
> Schauen wir uns den Becher einmal an. Kein Henkel! Das bedeutet, der Patient verbrennt sich also bereits beim Anfassen die Hände. Möglicherweise schafft er es doch, den Becher irgendwie zum Mund zu führen. Den Schnabel hält er womöglich für einen Strohhalm. Er saugt den Kaffee an und er verbrennt sich den Mund.
> Der Kaffee steht also da und wird kalt. Kalten Kaffee mag er nicht. Ohnehin trinkt er, als Norddeutscher, lieber Tee. Und Kaffee mit Zucker mag er schon gar nicht – und erst recht nicht kalt. Die Schwester kommt, räumt den Kaffee weg. Leider hat sie bereits beim Austeilen die 200 ml als „getrunken" in die Kurve eingetragen. Korrigiert wird das nicht.

Es ist nicht schwer, sich in den Patienten hineinzuversetzen. „Behandle andere so, wie Du selber auch behandelt werden möchtest", das ist die Devise. Man kann viele kleine Fehler vermeiden und so dem Patienten ein würdiges Dasein ermöglichen. Etwas Nachdenken kann Abhilfe schaffen und so zur wirklichen Hilfe beitragen.

Auch eine unvollständige oder mangelhafte Nahrungsaufnahme ist von großer Bedeutung. Auf die Ursachen Einsamkeit und Langsamkeit wurde bereits eingegangen.

Die Ursachenforschung, wenn nicht aufgegessen wird, ist von allergrößter Wichtigkeit. Denn, wie bereits gesagt, ist der Muskelabbau bereits eingetreten, ist er nur extrem schwer wieder rückläufig bis eher unmöglich. Da es sich oftmals um nahezu triviale Ursachen handelt, die dann unüberschaubare Folgen haben können, ist deren Erforschung umso wichtiger.

Für alte Menschen ist es oftmals eine Sünde, Essen zu verweigern oder wegzuwerfen. Trotzdem entwickeln sie entsprechende Strategien. „Ich spare das für Dich auf." „Ein alter Mensch braucht nicht mehr so viel." Das sind nur zwei der Ausreden, wenn der Appetit einfach nicht vorhanden ist. Gerade die Ursachen eines Appetitmangels können im Alter sehr vielfältig sein und sich von dessen Ursachen bei jüngeren Menschen in erheblichem Maße unterscheiden. Würde sich ein junger Mann mit einem Magengeschwür unter Umständen vor Schmerzen winden, so kann der Ausdruck eines Magengeschwürs bei der alten Dame nebenan lediglich eine leichte Appetitlosigkeit sein.

> „Nein – eine Magenspiegelung wünsche ich nicht bei meiner Mutter", erhielt ich als Antwort auf meine Bitte. Die Mutter, meine Patientin, klagte seit einigen Tagen über zunehmende Appetitlosigkeit. Sie fühlte sich zunehmend schwach. Schmerzen beklagte sie nicht. Auch die körperliche Untersuchung erbrachte kein Ergebnis.
> In Kenntnis der verwaschenen Krankheitszeichen bei älteren Patienten riet ich zur o.g. Magenspiegelung. Nach eingehender Aufklärung und Erläuterung meiner Gründe erklärten sich Mutter und Tochter letztendlich doch zur Untersuchung bereit. ZUM GLÜCK!!! Glauben Sie mir. Manchmal ist das „Weniger" in der Tat ein „Mehr" – gerade in der Geriatrie. Allerdings darf man nicht tollkühn werden und den Respekt vor seinem Tun verlieren.
> In diesem Fall diagnostizierten wir ein riesiges Magengeschwür, das kurz vor dem Durchbruch stand und damit der Patientin sicher das Leben gekostet hätte. So aber konnte sie mit einem Medikament geheilt werden, und der Appetit und die Lebensqualität kamen zurück.

Nicht immer sind die Ursachen für eine Appetitlosigkeit derart intensiv. Vielleicht sitzt auch die Zahnprothese locker oder das Zahnfleisch ist wund. Möglicherweise hatte der Patient in der Nachkriegszeit häufige Ohrinfektionen und der Geschmacksnerv, der auch Bahnen durch das Trommelfell sendet (Chorda tympani), ist geschädigt. Der Geschmackssinn bildet sich beim hochbetagten Menschen ohnehin zurück.

„Das schmeckt alles nach Pappe", sagte mein Vater immer und fügte seiner, von mir in Handarbeit hergestellten, frischen Rindfleischsuppe reichlich Maggiwürze hinzu. Ich frage Sie: „Was ist daran schlimmer, als wenn meine Kinder sich zum zeitaufwendig gegartem Sonntagsbraten mit Rosmarinkartoffeln und feinem Gemüse eine halbe Flasche Ketchup auf den Teller geben?" Gleichmütigkeit ist das Zauberwort, will man in solchen Momenten nicht einer Blutdruckkrise erliegen.

Möglicherweise realisiert ein dementer Mensch nicht, dass Essenszeit ist. Dabei können kleine Rituale helfen. Man sollte betroffene Menschen mit einbeziehen, den Tisch zu decken und abzudecken. Was macht es schon, wenn mal ein Teller zerbricht. Das ist mir doch auch schon passiert. Die Hauptsache ist doch, man verletzt sich nicht und der betroffene Mensch hat sein Selbstwertgefühl gesteigert.

Die Abstände der Essenszeiten zu beachten, ist ebenfalls von größter Wichtigkeit. In keinem Pflegehandbuch steht geschrieben, dass Patienten um 7 Uhr frühstücken und um 11:30 Uhr zu Mittag essen müssen, um dann bis 18:00 Uhr auf das Abendbrot zu warten. Lasst die Menschen doch essen, wenn sie Hunger haben. Wir besichtigen doch auch zwischendurch den Kühlschrank.

Übrigens: Unruhe in den späten Abendstunden oder frühen Morgenstunden ist auch durch Hunger oder einen zu niedrigen Blutzuckerspiegel möglich. Eine Tasse Milch oder ein Butterbrot können Abhilfe schaffen, und wieder kann man auf ein Beruhigungsmittel verzichten.

Ausscheiden können

Dieses Thema ist mindestens ebenso wichtig wie das Thema der Ernährung. Jeder von uns weiß, wie groß die Bedrängnis werden kann. Welche Nöte man erlebt, wenn man keine Gelegenheit hat, sich zu erleichtern.

Ein dementer Mensch bedarf oftmals der Verwendung von Inkontinenzmaterial. Auch wenn eine gelegentliche Inkontinenz besteht, verspürt der Betroffene möglicherweise den Drang, sich zu erleichtern. Diesem Drang kann er nicht problemlos nachkommen, wenn er eine Windel trägt. Diese Windeln, im Volksmund mittlerweile „Pampers", wurden ursprünglich für kleine Lebewesen konzipiert, die nur über wenig Körpergewicht verfügen, nicht besonders kräftig, aber dafür umso „handlicher" sind. Also für Babys.

Wie schon einmal von Shakespeare rezitiert: „Man sagt, aus Alten werden wieder Kinder." (Hamlet II.2) Das trifft in gewissem Umfang zu. Allerdings nicht auf die Körperdimensionen und die Selbstständigkeit bezogen.

Windeln sind ein passiver Schutz, der einen mobilen, selbstständigen Menschen passiviert. Ein dementer Mensch ist aber durchaus noch sehr aktiv. Somit behindern wir ihn, wenn wir ihn zwingen, eine Windel zu tragen. Jeder, der bereits Erfahrungen mit diesen Windeln sammeln durfte, weiß, dass diese den Versuch des Aus- bzw. dann folgenden wieder Anziehens nicht überstehen. Man zerstört die Windel zwangsläufig.

Ein dementer Mensch kann durch diese Umstände durchaus eine erhebliche Kränkung erleiden. Er fühlt sich bloßgestellt, wenn es zwangsläufig auffällt, dass er zu solchen Hilfsmitteln greifen muss. Möglicherweise gerät er auch in Panik, wenn die Windel ihn bei der Befriedigung seines Dranges behindert.

Abhilfe, die die Erhaltung seiner Würde unterstützen würde, kann eine Inkontinenzhose bieten. Diese sind nur geringfügig teurer, ermöglichen aber selbstständige Toilettengänge. Die Inkontinenzhose kann nahezu problemlos aus- und wieder angezogen werden. Selbst wenn Fremdhilfe notwendig wird, entsteht aus einer solchen Situation keine Katastrophe.

Windeln wechseln im Stehen ist nahezu unmöglich und Wickelauflagen für Erwachsene sind nicht besonders verbreitet.

Ähnlich verhält es sich bei nur teilweise mobilen Betroffenen. Im Rahmen der heute üblichen Personaldichte in Pflegeinstitutionen kommt es zwangsläufig zu Situationen, in denen Wünsche Pflegebedürftiger nicht zeitnah umgesetzt werden können. Diesbezüglich muss unter allen Umständen Abhilfe geschaffen werden.

Das Personal muss für dieses Problem sensibilisiert werden. Außerdem muss für eine entsprechende Hilfe kein voll examiniertes Personal eingesetzt werden.

Ein Patient sitzt am Tisch. Er sitzt in einem speziellen geriatrischen Sessel, der ihm mehr Stabilität bietet. Allerdings ruhen die Füße auf einer erhöhten Fußstütze. Tritt man darauf beim Aufstehversuch, kippt der Sessel unweigerlich nach vorne.
Dieser Patient ist deutlich gangunsicher und erhält in der Geriatrischen Klinik eine entsprechende frührehabilitative Behandlung. Er ruft eine Schwester, da er zur Toilette muss. Die Schwester bittet um etwas Geduld, da sie noch einem anderen Patienten intensiver helfen muss.
Der Betroffene wird ungeduldig. Er muss dringend zur Toilette. Kurzum – er versucht es allein. Er steht auf, tritt auf die Fußstütze, der Sessel kippt. Der Betroffene verliert das Gleichgewicht und stürzt. Er bricht sich den Oberschenkelhals. Nun muss er operiert werden.
Eine ganze Kaskade bricht nun los. Vergleichbar mit einem Dominospiel, in dem man den ersten Stein umwirft.
Er wird operiert. Trotz vorbeugender Maßnahmen erleidet er eine Lungenentzündung. Diese schwächt sein Herz. Die Nieren werden schlechter durchblutet. Sein Diabetes mellitus entgleist. Hierdurch versagen schließlich die Nieren. Das Herz wird noch schwächer. Die Lunge läuft voller Wasser und letztendlich verstirbt der Patient.
Vergessen wir nicht! Es handelt sich um den Patienten, der eigentlich nur zur Toilette musste. Sie sehen, welche weitreichenden Folgen eine eigentlich unbedeutende Ursache haben kann.

Sich kleiden

Ein Kleiderschrank und dessen Inhalt stellen für Menschen mit Demenz einen wichtigen Besitz dar, der ihnen immer zur Verfügung stehen soll. Gerade demente Menschen leiden zusätzlich unter Phobien, also Wahnvorstellungen. Dazu gehört auch der Wahn, zu verarmen oder bestohlen zu werden.

Ein dementer Mensch sollte deshalb immer die Möglichkeit haben, seinen Besitz zu sehen. Aus diesem Grunde sollten die Kleiderschränke durchaus geöffnet bleiben. Sie vermeiden eine bedrohliche Situation für den Patienten und sichern so von vornherein einen stressfreien Umgang.

Unter hygienischen und witterungsbedingten Aspekten sollte eine Pflegeperson auch unbedingt eigene Kleidungswünsche der Betroffenen berücksichtigen. Menschen mit Demenz wählen ihre Kleidung selbst aus. Ist die Wahl ungewöhnlich, wird überprüft, ob die Wahl beabsichtigt ist und sich eine Handlungslogik ergibt. Zu diesem Zweck – ich erinnere noch einmal – ist die „Warum-Frage“ ebenfalls untersagt. Man kann mit Einfühlungsvermögen durchaus den Grund einer Kleidungswahl eruieren, ohne „Warum?“ zu fragen.

Bieten Sie eigene Beispiele. „Ich trage den BH ja lieber auf der Haut. Das ist für mich angenehmer.“ Daran kann sich der Betroffene unter Umständen orientieren. Vielleicht erhalten Sie als Antwort auch lediglich ein „Ich aber nicht.“. Alles ist möglich.

Schauen Sie sich den Betroffenen genau an. Möglicherweise erkennen Sie ja ohne Worte den Grund für seine Handlung.

> Die Mutter trug den BH über dem Unterhemd. Dies befremdete die Tochter, die dies beobachtete. Sie vermied die Frage nach dem Grund. Jedoch ging sie zur Mutter und strich über ihre Hautstelle, über der der BH lag. Die Mutter äußerte Schmerz, und an der angegebenen Stelle fand die Tochter die Haut gerötet vor. Die Mutter trug also das Hemd unter dem BH, um die Haut zu schützen. Ähnlich verfuhr sie mit dem Unterhemd. Dies trug sie mit der Hinterseite nach vorn. Wie die Tochter herausfand, war es der Mutter unangenehm, dass der Ausschnitt zu groß war und sie ihre Brüste sehen konnte. Daher drehte sie das Hemd um, da dann der Ausschnitt höher lag. Man sieht, dass auch demente Menschen durchaus noch Handlungen ausführen, die begründet sind.

Kleidung gemeinsam mit dem dementen Menschen auszusuchen, vermeidet unter Umständen Missverständnisse. Nehmen Sie sich etwas Zeit.

Ein Thema liegt mir persönlich sehr am Herzen. Mancher Herr mag sich erinnern: Schwimmunterricht. Umkleide. Die Mutter hatte uns gezwungen, eine Strumpfhose zu tragen. Das wurde spätestens jetzt, in der Umkleide vor allen anderen „coolen“ Kollegen, die allesamt natürlich keine Strumpfhose trugen, zum Desaster. Strümpfe oder Strumpfhosen sollten somit unbedingt nur nach Gewohnheit angezogen werden.

Ruhen, Schlafen und Entspannen

Ebenfalls ein zentrales Thema. Bei Nacht sind alle Katzen grau. Die Schatten kommen und lösen Angst aus.

Der demente Mensch, der sich tagsüber noch in seiner Umgebung orientieren kann, ist in der Nacht oftmals verloren. Er erwacht in der Dunkelheit und weiß nicht mehr, wo er ist. Möglicherweise war er in der Kriegszeit verschüttet und durchlebt gerade diesen Lebensabschnitt. Wie groß muss die Angst dieses Menschen sein?

Tragen Sie dazu bei, dass der Betroffene sich wohlfühlt und auch seine Umgebung zum Wohlbefinden beiträgt. Beachten Sie die folgenden Punkte und überlegen Sie, ob für Ihren Angehörigen oder Ihren Patienten eine zusätzliche individuelle Maßnahme sinnvoll wäre.

- Eigenes Kopfkissen oder Ähnliches akzeptieren. Ein gewohntes Muster beruhigt. Vielleicht hat das eigene Kissen auch eine Struktur, die beim Betroffenen Verspannungen verhindert.
- Wärmflasche oder Ersatz. Wie schlimm können kalte Füße sein! Solange es in der Klinik kein heißer Ziegelstein sein muss – seien Sie nett. Tun Sie Ihrem Patienten den Gefallen und denken Sie an Ihre eigenen kalten Füße.
- Individuelle Schlafgewohnheiten. Bitte zwingen Sie niemanden zu festen Schlafzeiten. Ein gewisser Rahmen kann zwar bestehen, aber selbst dieser ist ofmals nicht praktikabel. Manche Menschen gehen nun einmal spät zu Bett und schlafen gerne länger. Nirgendwo steht geschrieben, dass man im Alter morgens um sechs Uhr aufzustehen hat.
- Verzicht auf Psychopharmaka oder Schlafmittel ... wenn möglich. Sie lösen Schwindel und Gangstörungen aus. Es kommt zu Stürzen etc. Denken Sie an das „Dominospiel“. Außerdem hat der Betroffene am nächsten Tag einen Überhang und wird nicht richtig wach. Er wird un-

leidlich und ist nicht leistungsfähig. Das erschwert die gesamte Situation und schmälert durchaus die gewünschte Harmonie. Abgesehen davon ist dies kontraproduktiv im Hinblick auf einen gesunden Tag/Nachtrhythmus.

- Rituale (gemeinsames Gebet, kurzes Gespräch, „Betthupferl"). All das sind möglicherweise geliebte oder gewohnte Rituale, die den Betroffenen das Gefühl der Geborgenheit vermitteln. Auf jeden Fall können diese Rituale aber dem Betroffenen ein Zeichen geben, was er nun zu tun hat. Manch einer weiß noch ganz genau, dass nach einem „Gute-Nacht-Gebet" das Schlafengehen folgt.

Beschäftigen, Lernen, Entwicklung

„Warum muss meine Mutter ihr Bett hier in der Klinik selbst machen? Schließlich bezahlt ja die Kasse dafür. Wenn Sie nicht genügend Personal haben, dann lassen Sie doch nicht Ihre Patienten darunter leiden."

Ähnliche Aussagen erreichen uns zuhauf. Entstanden aus Unsicherheit und Ängsten. Möglicherweise ist das eigene „schlechte Gewissen" auch sehr groß, da man, aufgrund der eigenen Lebensumstände, was durchaus verständlich sein kann, sich nicht genug um die Eltern kümmern kann.

Die Beschäftigung demenzkranker Menschen gehört zur Therapie. Der Betroffene soll einen „Sinn finden" durch „Beschäftigung" mit lebenspraktischen Tätigkeiten. Denn: „Wer rastet, der rostet!"

Auch Menschen mit Demenz wollen sich gebraucht und wichtig fühlen. Diese Sicherheit versuchen wir, durch Bewältigung täglicher Aufgaben zu vermitteln.

Daher bieten wir Beschäftigungen an, die den Menschen sinnvoll erscheinen und sie wieder aufleben lassen. Dazu kann das „Bettenmachen" gehören. Aber auch Tassen spülen, Deckchen falten oder sogar Kartoffeln schälen können solche Beschäftigungen sein. Es ist nicht unbekannt, das die Beschäftigung der Herren im entsprechenden Alter deutlich erschwert ist. Der Verwöhnungsgrad durch die Lebenspartnerinnen ist doch recht hoch. Das Ergebnis dieser Tätigkeiten muss nicht unbedingt Ihren

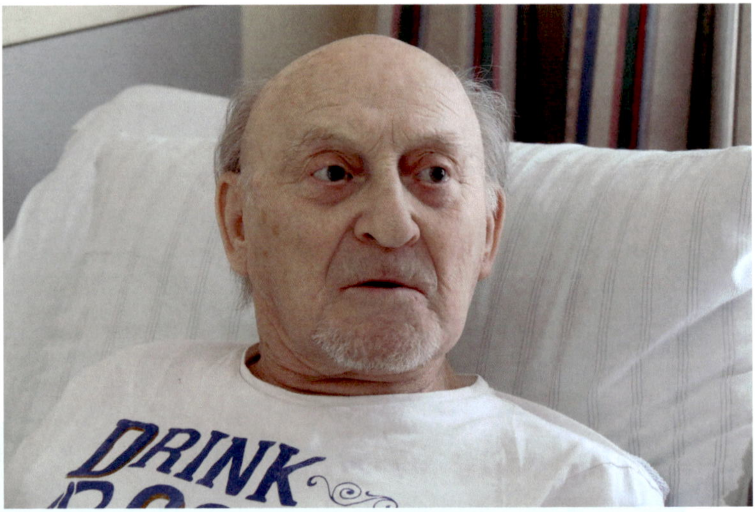

Abb. 7: Auch Menschen mit Demenz wollen beschäftigt werden

Erwartungen entsprechen. Sie sollten aber auf jeden Fall dem Betroffenen zeigen, dass er nicht wertlos ist.

Sich als „Mann“ oder „Frau“ fühlen und verhalten

Im fortgeschrittenen Stadium der Demenz verkennen die Betroffenen oftmals nahe Angehörige und sogar sich selbst im Spiegel. Der alte Herr vergisst, dass das seine Partnerin ist, die neben ihm sitzt, und beginnt, mit ihr zu flirten. Das kann für die Angehörigen in extremem Maße belastend sein. Sie verlieren den geliebten Menschen, mit dem man Jahrzehnte lang verheiratet war. Es ist nicht mehr derjenige, den man damals lieben lernte.

Es ist ein Verlust, der dem Tod einerseits gleichkommt, andererseits jedoch den Tod in seiner Intensität noch übertrifft, da man täglich den „verlorenen“ Menschen trifft und einfach nicht abschließen kann. Trotzdem sollte man den Betroffenen die Möglichkeit gewähren, die geschlechterspezifischen Rollen leben zu lassen.

Menschen mit Demenz knüpfen Kontakte zum anderen Geschlecht und leben nach Wunsch ihre Sexualität. Dies natürlich nicht bis zum Äußersten.

> Im Rahmen meiner Aktionen „Jung und Alt und Miteinander. Damit auch Alter Zukunft hat." besuchten auch Jugendliche meine geriatrische Abteilung. Sie beschäftigten sich mit den alten Menschen. Lasen vor. Spielten Spiele, schauten Bilder an.
> Eine 14-Jährige erwarb von einem dementen Mann unglaublich viel Vertrauen. Dieser Mann malte ihr ein Bild. Ein Herz mit einer Blume. Dieses Bild schenkte er ihr als Zeichen seiner Dankbarkeit und seiner Zuneigung. Die junge Dame war sehr gerührt und auch sehr stolz über dieses Geschenk eines so alten Mannes, dem sie habe helfen dürfen.
> Ein junger, männlicher Schulkollege versuchte, seine Unsicherheit zu überdecken, indem er über diese Situation Witze machte. In der Sprache der Jugendlichen schaffte ich es tatsächlich, diesem jungen Mann den wahren Sinn dieses Geschenkes zu verdeutlichen.

„Sexualität leben" muss nicht unbedingt etwas mit der Sexualität zu tun haben, wie Jugendliche sie verstehen. Wie bereits oben geschrieben. Beachten Sie unbedingt die Lebensbedingungen, in denen der jeweilige Betroffene aufgewachsen ist und in deren Rahmen er gelebt hat.

Die Berücksichtigung der typischen Rollenverteilung bei verschiedenen Aktivitäten ist von immenser Wichtigkeit. Sie werden kaum einen heute 85-jährigen Mann finden, der während seiner „besten Jahre" seiner Frau geholfen hat, „Deckchen" zu falten.

Für eine sichere/fördernde Umgebung sorgen

Ältere Menschen leiden oftmals an mehreren Erkrankungen. Die Statistik lehrt uns, dass ein Mensch pro Lebensjahrzehnt über eine Erkrankung verfügt. Somit ist davon auszugehen, dass ein dementer Mensch auch zusätzlich körperlich erkrankt ist. Dies kann eine Seh- oder Hörbehinderung sein. Er kann unter Schwindelanfällen leiden oder einfach „nur" wenig Kraft besitzen.

Vermeiden Sie Zwischenfälle, indem Sie für ausreichende Beleuchtung sorgen. Sie sollten auch Stolperschwellen ausschließen. Auch wenn die fünf Teppichbrücken doch schon seit 40 Jahren an dieser Stelle überlappend liegen. Der Rollator kann daran hängenbleiben, und schon kommt uns das „Dominospiel" wieder in Erinnerung.

Klemmen Sie zum Beispiel den Herd ab. Damit verhüten Sie Zimmerbrände, weil vergessen wurde, den Herd auszustellen.

Viele Kleinigkeiten müssen beachtet werden. Sie wissen selbst viel besser, auf welche Einzelheiten Sie bei Ihrem Angehörigen achten sollten.

Sie verhindern mit diesen vorbeugenden Maßnahmen möglicherweise gesundheitliche Schäden Ihres Angehörigen oder sogar des Nachbarn, wenn durch diese Maßnahmen ein Hausbrand verhindert werden kann.

Soziale Bereiche/Beziehungen sichern

Es muss ein grauenhaftes Gefühl sein, sich verloren oder allein gelassen zu fühlen. Besitz kann in solchen Situationen als soziale Sicherheit dienen. Allein der „Besitz" einer Geldbörse, eines Schlüssels oder einer Handtasche kann die „Ich-Identität" erhöhen und fördern. Auch Fotos und Urkunden etc. tragen zum Identitätserhalt bei.

Fotos demonstrieren Beziehungen zu Angehörigen oder Freunden. Sie lassen die Erinnerungen an die „gute, alte Zeit" wieder aufleben und dienen so der Revitalisierung des Betroffenen.

Beziehungen sollten unterstützt bzw. erhalten werden. Man kann durchaus vor einem solchen Treffen mit den Freunden reden und sie über die Besonderheit einer demenziellen Erkrankung aufklären. Solche Absprachen wirken möglicherweise nicht ganz fair. Sie verhindern aber in jedem Fall eine massive Kränkung des Betroffenen.

Mit anderen Menschen zusammen zu sein, ergibt ein Gefühl der Zugehörigkeit. Auch wenn der nun demente Skatpartner die Karten falsch herum hält.

Gemeinsam am Tisch zu sitzen, die Kirche oder die Cafeteria zu besuchen, sind Möglichkeiten, der Isolation zuvorzukommen.

Existenzielle Erfahrungen des täglichen Lebens

Existenzbedrohende Situationen müssen erkannt und abgeschafft werden. Menschen mit Demenz fühlen sich oft von Ihren Angehörigen verlassen. So werden z. B. die schon längst verstorbenen Eltern gesucht. Wie aber kann man dem Wunsch nach Geborgenheit nachkommen?

Existenzbedrohende Situationen, wie z. B. nicht mehr zu wissen, wer man ist, woher man kommt oder wo man sich befindet, müssen eine wahre Qual sein und Panik auslösend wirken. Durch Orientierungshilfen wie persönliche Papiere oder Ausweise können diese negativen Emotionen abgeschwächt werden.

> Eine Patientin, eine ältere russlanddeutsche Dame, wurde in unsere Klinik eingeliefert. Sie schrie und weinte. Sie wehrte sich vehement gegen die Aufnahme und wollte sich auf keinen Fall ins Bett legen.
> Das Personal, das in der Aufnahmestation zugegen war, zeigte sich völlig überfordert. Es entstand ein Tumult. Ich kam zufällig vorbei und kam mit einer Angehörigen ins Gespräch.
> Offensichtlich war eine Demenz bekannt. Die Patientin lebte in der Vergangenheit und war aber ansonsten in der häuslichen Umgebung sehr gut führbar. Ich erfuhr, dass sie als 16-jährige junge Frau mehrfach in Russland von deutschen Soldaten vergewaltigt worden war.
> Genau in dieser Zeit lebte die Patientin nun. Sie wurde in eine fremde Umgebung gebracht, in der nur Deutsch gesprochen wurde, und ihre Angst, das Erlebte nun nochmals durchmachen zu müssen, stieg ins Unermessliche.
> Glücklicherweise verfügten wir auch über russischsprechendes Personal. Die entsprechende Mitarbeiterin kam zu Hilfe, und die Patientin beruhigte sich allmählich.
> Es stellte sich heraus, dass ein Klinikaufenthalt nicht zwingend erforderlich war, und so konnte die Patientin wieder zurück in die gewohnte Umgebung entlassen werden. Damit war allen Beteiligten sehr geholfen.

Auch Ausflüge an Orte, die Emotionen wecken, können hilfreich sein. Dabei sollten Plätze besucht werden, die positive Emotionen wecken (Friseur, Café). Auch hier gilt. Vermeiden Sie Kränkungen. Suchen Sie VOR dem Besuch den Besitzer des Cafés oder den Friseur auf und erklären ihm die Situation. Damit kann dann der Nachmittag zum Erfolg werden.

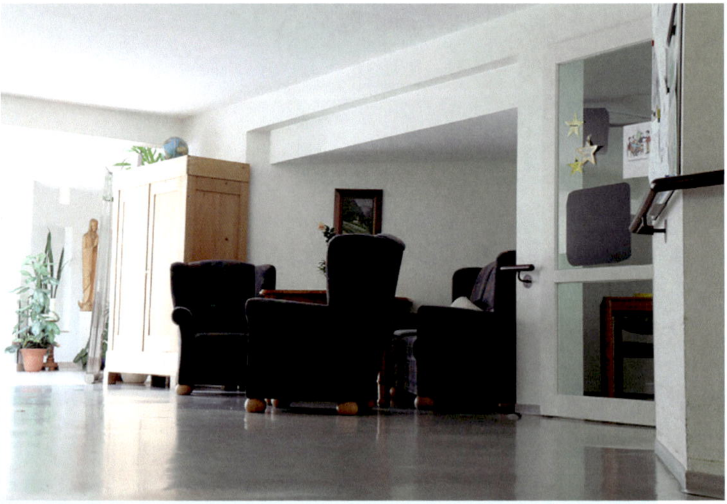

Abb. 8: Wohlfühlmobiliar

Ein weiterer, sinnvoller Aspekt für eine Geborgenheit vermittelnde Umgebung kann das „Snoezelen" darstellen. Ursprünglich als Therapeutikum der Kinder- und Jungendpsychiatrie entdeckt man immer mehr die Sinnhaftigkeit auch bezüglich der Betreuung demenzkranker Menschen. Snoezelen ermöglicht die wohldosierte Darbietung einzelner Reize in einer reizarmen, ruhigen, Sicherheit vermittelnden Umgebung inmitten einer reizüberfluteten Welt.

Es handelt sich um einen weißen Raum, der mit farbigen Lichtquellen ausgestattet ist. Zusätzlich kann man Wassersäulen und tonvermittelnde Gegenstände, wie z. B. Vibrationsbetten, die Basstöne erfühlen lassen, installieren. Auch Tastmedien, Spiegel und lebensgroße Puppen kommen zum Einsatz. In diesem Rahmen wird es einerseits möglich, auf Beruhigungsmittel und dem daraus erneut resultierenden „Dominoeffekt" zu verzichten, andererseits kann man hierdurch einen Zugang zum Patienten finden und so überhaupt erst eine Therapiefähigkeit ermöglichen.

„Denk mal ... an Dich!" – Die Pflegekrankheit

Wie bereits beschrieben, gibt es zurzeit etwa 1,4 Millionen demente Menschen in Deutschland, die zu Hause gepflegt werden. Zusätzlich werden etwa 600.000 Menschen in Pflegeinstitutionen versorgt. Bis zum Jahr 2020 ist mit einem Anstieg dieser Zahl auf etwa 2,4 Millionen zu rechnen. Insgesamt werden etwa 80 % aller dementen Menschen zu Hause gepflegt.

Die Menschen werden immer älter. Wer heute 70 Jahre alt ist, hat noch eine durchschnittliche Lebenserwartung von 20 Jahren. Jeder vierte bis fünfte der 70-Jährigen und jeder zweite der 90-Jährigen erkranken an einer Demenz. Dies natürlich in unterschiedlicher Ausprägung. Aber auch in leichterer Ausprägung ist die ständige Anwesenheit einer Pflegeperson zur reinen Aufsicht erforderlich.

Es wird also deutlich, dass zusätzlich zur Anzahl der demenzkranken Menschen noch einmal mindestens genau dieselbe Anzahl an Pflegepersonen kalkuliert werden muss. Schauen wir uns doch einmal an, wer genau denn als Pflegeperson tätig ist:

- Vorreiter sind hier eindeutig die Ehefrauen, die 40 % aller Pflegepersonen repräsentieren.
- Ihnen folgen die Töchter der Betroffenen mit einem 30 %-igen Anteil.
- An dritter Stelle rangieren die Ehemänner mit 20 %, an vierter Stelle die Schwiegertöchter mit abgeschlagenen 6 %.
- Den letzten Platz, mit 4 %, nehmen die Söhne der Betroffenen ein.
- Insgesamt fungieren 76 % der Frauen und 24 % der Männer in der Rolle als Pflegeperson.

Nun muss man davon ausgehen, dass die Kinder alter, hochbetagter Menschen ebenfalls nicht mehr besonders jung sind. Das Durchschnittsalter der Pflegenden beläuft sich somit auch auf ein Lebensalter von 60 Jahren. (Die Altersspanne rangiert zwischen 30 und 85 Jahren). Somit ist zwingend davon auszugehen, dass die Pflegeperson selbst ebenfalls erkrankt ist.

Die 60-jährige Ehefrau leidet dementsprechend womöglich an einem grauen Star, an einer Hörschwäche, einem Diabetes mellitus, einer Arthrose, einem Bluthochdruck und einer Herzschwäche. Hier ist also bereits ohne Schwierigkeit ein Problem erkennbar.

Gehen wir aber davon aus, dass die Versorgung des demenzkranken Familienmitgliedes nun bereits eingespielt ist. Welche Beziehungskonstellation ergibt sich daraus? Welche Probleme entstehen? Schauen wir uns einmal die unterschiedlichen Bedürfnisse, Bedingungen und Gefühle der „Parteien“ an. Auf der einen Seite stehen die Angehörigen. Auf der anderen Seite stehen die Betroffenen.

Den Angehörigen fragen wir nach seinen Schwierigkeiten, die sich aus der Pflegeintensität ergeben. Die tägliche berufliche Tätigkeit muss unter Umständen eingeschränkt werden. Dies fördert evtl. Spannungsinteraktionen mit den Kollegen und führt möglicherweise zur Reduktion des Verdienstes. Dies kann letztendlich in einen ausgesprochenen Geldmangel münden. Hierunter leiden die Stimmung und damit die Motivation zur pflegerischen Versorgung des Angehörigen. Auch die Familie leidet. Einerseits muss das Konsumverhalten verändert werden, andererseits kommt es vielleicht zu erheblichen Beschneidungen der Bedürfnisse. Die familiäre Dynamik verändert sich. Auch hier kommt es zu Spannungen, wenn nicht gar zur Trennung.

Die Ausübung von Hobbys ist nicht mehr möglich. Freunde ziehen sich zurück. Der Pflegende vereinsamt und ist in seiner Existenz bedroht. Er leidet unter dem Zeitmangel beim Versuch, allen an ihn gestellten Erwartungen gerecht zu werden. Das ist zum Scheitern verurteilt.

Das Hauptproblem ist nachgewiesenermaßen bei Pflegenden die perspektivische Verarmung. Diese ergibt sich hier bei 60 % der pflegenden Angehörigen. Ansonsten ist diese Angst lediglich zu 24 % in der Gesellschaft verankert.

Die folgende Darstellung gibt einen Überblick über die Folgen der Belastung der Pflegepersonen und fasst alles hier Beschriebene in einem einzigen Begriff zusammen: Pflegekrankheit!

Die Folgen der Belastung von Pflegenden:

- Soziale Kontakte um 50 % reduziert
- Urlaub zu 60% reduziert
- Berufliche Veränderung in 40 %
- Arztbesuch der Angehörigen um 46 % gesteigert
- Medikamentenkonsum um 71 % gesteigert
- Depressionsrate bei 50 %

→ Pflegekrankheit

Verleugnung, Wut, sozialer Rückzug, Sorge

Abb. 9: Die Pflegekrankheit

Diese gigantische Flutwelle der „Pflegekranken", die an einer Depression erkranken und den Medikamentenkonsum extrem steigern sowie deutlich vermehrt den Arzt besuchen, stürmt mit sich steigernder Geschwindigkeit auf unser Gesundheitssystem zu und droht, es mit sich zu reißen und zu ertränken.

Ergänzen muss man noch ein Gefühl, das in jedem Fall nachvollziehbar ist. Der Ekel. Es ist nicht einfach, der Mutter oder dem Vater beim Toilettengang zu helfen oder sie/ihn zu säubern, wenn sie/er sich beschmutzt hat. Das kostet erhebliche Überwindung. Dem betroffenen Menschen ist diese notwendige Hilfe im selben Maß peinlich und unangenehm. Wer lässt sich von seinen Kindern schon gern im Intimbereich säubern?

Immerhin handelt es sich um Menschen, die ihr Leben lang immer selbstständig waren, hart gearbeitet und zahlreiche Kinder großgezogen haben. Somit wenden wir uns der Betrachtung der Bedürfnisse und Gefühle des Betroffenen zu. Dieser ist bei einer Demenzerkrankung verwirrt. Möglicherweise bemerkt er seine Defizite. Er ärgert sich über sich selbst – wird gar wütend. Seine Aggressionen richten sich unter Umständen gegen den Pflegenden. Er kann nicht anders, denn er hat seine Emotionen und Bedürfnisse, also das Freud'sche „ES", nicht mehr unter Kontrolle. „Ich weiß, ich bin ein Mensch. Doch reicht mein „ICH" für's Menschsein aus? Die Triebe bleiben unbewacht. Das Tier in mir gewinnt die Macht" (aus „Dawn" [Dämmerung], P. Plettenberg).

Seine Gebrechlichkeit macht ihm Angst. Er schämt sich, da er seine Körperpflege nicht mehr selbstständig ausüben kann. Er muss möglicherweise auf seine, ihm lieb gewordenen Gewohnheiten verzichten. Muss er das wirklich? Wir merken, dass das Gedächtnis schwindet, er immer unselbstständiger wird. Möglicherweise wird er zur Gefahr (z. B. indem er den Herd anlässt oder die Zeitung auf die heißen Herdplatten legt). Vielleicht wird er sogar lästig.

In den „10 Bitten alter Menschen" (S. 24), auf die in einem gesonderten Kapitel eingegangen wird, liest man eindeutig „unsere Gefühle sind topfit". Wir sollten den betroffenen Menschen nicht ständig merken lassen, wie sehr wir unter seiner Versorgung leiden, wie sehr wir uns ekeln und wie sehr wir uns über ihn, den „dummen, lästigen Alten", doch ärgern.

Nochmals weise ich in diesem Zusammenhang auf die Menschlichkeit und die Menschenwürde hin. Natürlich haben die Pflegenden eine schwere Aufgabe übernommen. Der Druck der Gesellschaft ist ebenso groß. Wie leicht wird von einem Nachbarn mit einem Finger auf den Pflegenden gezeigt. „Haben Sie schon gehört? Die Frau XY gibt ihren Mann ins Heim. Jetzt schiebt sie ihn ab, den armen Kerl." Auf die Idee, dieser Frau XY aber zu helfen, ihr vielleicht nur einmal Mut zuzusprechen oder sie einmal zum Kaffee einzuladen, kommt niemand. „Nachher stecke ich mich noch an." Das ist ein häufiges, völlig haltloses Argument.

Es ist doch viel mutiger, sich seine eigenen Defizite bei der Versorgung eines demenzkranken Menschen einzugestehen und zu sagen „Ich kann nicht mehr!", als tollkühn und blind mit dem Kopf durch die Wand zu rennen und damit den Betroffenen und auch sich selbst in Gefahr zu bringen.

Wenn man seinen Angehörigen geplant in eine sorgfältig ausgesuchte Pflegeinstitution bringt und ihm dort die professionelle Hilfe zukommen lässt, die er braucht, dann ist ein solcher Schritt wesentlich verantwortungsvoller. Nebenbei – die „besserwissenden" Nachbarn oder auch die 600 km entfernt wohnenden Geschwister haben leicht reden.

Aus der Ferne, ohne von einer solchen Aufgabe „bedroht“ zu sein, lässt sich der mahnende Zeigefinger mit Leichtigkeit erheben.

Sie, die Pflegeperson, Sie können dem Betroffenen dann ohne Leidensdruck, ohne Aggression und ohne schlechtes Gewissen im Heim völlig entspannt gegenübertreten und einfach nur für ihn dasein. Was ist daran schlecht? Nicht jeder ist zur Selbstaufgabe und zum Pflegen geboren. Wer sind andere, die sich anmaßen, darüber zu urteilen?

Fassen wir die Gründe einmal zusammen, aus denen eine professionelle Hilfe scheitert: In erster Linie ist es die Angst vor dem Bekanntwerden der Demenz. Das ist eine narzistische Kränkung. „Mir kann so etwas nicht passieren und mir darf so etwas auch nicht passieren. Und wenn es trotzdem passiert, dann darf es keiner wissen.“ Das ist der Grund, warum auch heute noch, auch in den „aufgeklärten“ Regionen der Großstädte, demenzkranke Menschen verleugnet oder eingesperrt werden. Ein Tisch, ein Stuhl, ein Schrank, ein Bett, ein kleiner Gasofen und ein schmales Oberlicht in einem 2 x 3 m großen Kellerraum. Darin wird die „Oma“ weggesperrt. Damit bloß kein Nachbar merkt, dass in dieser Familie ein Angehöriger an Demenz leidet, dessen man sich ja schämen müsste.

Das ist auch der Grund, dass die Demenz des alten Hausarztes, des Patriarchen der Familie, verleugnet wird. Verleugnet bis zum Ruin der ganzen Familie.
Der alte Hausarzt residierte mit einem Elfenbeistock mit silbernem Papageienknauf. Er litt an einer schwergradigen Demenz. Trotzdem war die Angst der Angehörigen vor diesem Patriarchen so ausgeprägt, dass ihm niemand Einhalt gebot. Man ließ ihn alles tun – und er tat alles.
Endlich wurde eine amtliche Betreuung eingerichtet. Endlich konnte er kontrolliert werden. Er hatte in den ganzen Jahren, in denen er an seiner Demenz erkrankt war, sämtliche Rechnungen oder Anschreiben irgendwo hingestopft. So stellte man schließlich fest, dass ein riesenhafter Schuldenberg angehäuft worden war, der die Familie nunmehr vier ganze Mehrfamilienhäuser kostete.

Auch aufgrund der „Kindheitsschuld“, die sich in der Hilfeerwartung des Patienten an die eigene Familie ausdrückt, ist ein Scheitern der professionellen Hilfe zu erwarten. Letztendlich aber auch die Angst vor dem Verlust der Selbstbestimmung. Bedenken, weil jemand Fremdes den Wohnungsschlüssel hat. Angst vor Neugier und Kontrolle durch den in Anspruch genommenen Pflegedienst.

Die Belastung der Angehörigen ist sicherlich zu Beginn der Demenzerkrankung am ausgeprägtesten. Letztendlich wird ein Lernprozess durchlaufen, unter dessen Einfluss eine gewisse Gewöhnung erfolgt. Trotzdem. Es treten Schuldgefühle bei der Freizeitgestaltung auf. Die eigenen Bedürfnisse werden zurückgestellt. Hilfe anzunehmen, ist ein Ding der Unmöglichkeit. Somit bilden sich zwei Gruppen pflegender Angehöriger:

1. Der abhängige Typ, der sein eigenes Leben unterdrückt und damit versteckt selbst zum Patienten wird – zum „hidden patient“ (80 %).
2. Der autonome Typ, der in der Lage ist, Hilfe annehmen zu können (20 %).

Das Ziel muss sein, die Angehörigen in die Autonomie zurückzuführen. Welche Wege kann man zu diesem Zweck beschreiten? Es gibt Gruppen zur Angehörigenbetreuung. Pflegende, die diese Gruppen besuchen, outen sich bereits als Autonomietypen.

Vielleicht tragen auch Vorträge oder dieses Buch dazu bei, pflegenden Angehörigen zu zeigen, dass sie nicht allein sind und sie keinen Verrat begehen, wenn sie auch etwas auf sich selbst achten. Es ist keine Schwäche, Hilfe anzunehmen.

Von allergrößter Bedeutung sind sicher auch die Steigerung der Akzeptanz und damit die Vernichtung des Tabus der Demenz in der Öffentlichkeit. Dazu tragen Aktionen wie „Jung und Alt... ...und miteinander“ bei, genau wie die Schaffung und Etablierung der Mehrgenerationenhäuser. Hier lernt man voneinander. Hier lernt man den anderen besser kennen.

Jugendlichen, die ich in den Schulen mit dem Alterssimulationsanzug besuche, erkläre ich regelmäßig auch die Vorzüge des Alters und dass nicht immer derjenige, der jung, schön und leistungsfähig ist auch den größten Wert besitzt. „Wer versteht mehr von Frauen als der neunzigjährige Opa?“ „Wer kennt die Männer besser als die achtzigjährige Oma?“ Die Erfahrung des Lebens ist nicht zu unterschätzen.

Solange Krebs als „richtige“ Krankheit hervorgehoben und die Demenz als „etwas tüddelig“ abgetan wird, solange wird eine Änderung schwierig bleiben – aber nicht unmöglich.

Was kann ich wann tun?

Es gibt unterschiedliche „Instrumente“, um zu einer Diagnose zu kommen. Der Weg zur richtigen Diagnose ist dabei mit Fallstricken nahezu übersät. Sehr gerne bieten wir als „Kompetenzzentrum Für Altersfragen“ oder auch ich selbst in der „Gedächtnisambulanz Denk-Mal“ unsere Hilfe an. Sie müssen nur den Kontakt herstellen.

Wenn Sie den Verdacht haben oder einfach die Sorge, an einer Demenz erkrankt zu sein, ist der Zeitpunkt punktgenau getroffen. Zögern Sie nicht – kommen Sie. Oftmals stellen sich diese Defizite als harmlos heraus oder es kommen andere Krankheitsbilder wie Vitaminmangel oder Schilddrüsenerkrankungen in Betracht. Auch „Stress“ oder eine Depression können zu einer demenziellen Symptomatik führen.

Fragen Sie nach, wenn jemand aus Ihrem Umfeld sich verändert. Der Vater, der sonst immer mit Krawatte am Esstisch saß und nun im Unterhemd Platz nimmt, oder die Mutter, die nicht mehr weiß, wie man das Lieblingsgericht kocht.

Fahren Sie Ihre Antennen aus und achten auch auf sich und Ihre Umgebung. Damit schaffen Sie einen sehr großen Schritt in die richtige Richtung.

Behandlung mit Medikamenten

Die medikamentöse Behandlung einer Demenz ist sicherlich von großer Wichtigkeit. Wesentlich bedeutsamer sind aber die Betreuung, das Umfeld und die Tagesstruktur.

Medikamente können den Verlauf einer Demenzerkrankung verlangsamen oder die Getriebenheit nehmen und damit ein harmonisches Zusammenleben ermöglichen. Sie können auch eingesetzt werden, um einen dementen Menschen erst überhaupt behandlungsfähig werden zu lassen. Ohne ein solches Medikament bekommt man möglicherweise gar keinen Zugang zum Patienten und kann ihm nicht helfen. Eines können diese Medikamente aber sicherlich nicht: Sie können eine Demenz nicht heilen.

Sinnvollerweise sollten Antidementiva im Stadium einer leicht- oder mittelgradigen Demenz eingesetzt werden, um den Erkrankungsverlauf positiv zu beeinflussen. Sinnvollerweise sollte die Dosierung auch ausreichend hoch sein. Gelegentlich reicht die verordnete Dosierung dieser Medikamente gerade dazu aus, das Gewissen des verordnenden Arztes zu beruhigen.

Man sollte mit dem Einsatz dieser Medikamente zum Ziel haben, den Patienten behandlungsfähiger werden zu lassen, ihn in der Behandlung der Demenzsymptomatik zu unterstützen. Kaum jemandem nützt ein dauerhaft sedierter (= ruhiggestellter), willenloser, vor sich hin vegetierender Patient. Wir wollen keine „Zombies" schaffen. Wo bliebe da die Menschenwürde? Diesen Menschen kann man nicht mehr aktivierend pflegen, ihn in die gewohnte Umgebung zurückbringen und ihn reintegrieren. Wir würden damit vor sich hinleidende Schwerstpflegefälle schaffen, die so manche futuristische Idee in schaurigem Licht wahr werden ließen.

In begründeten Einzelfällen kann dies jedoch für eine kurze Zeit, z. B. für drei Tage, nach intensiver Aufklärung der Angehörigen, in einer Geriatrischen Abteilung unter stationären Bedingungen erforderlich sein. Ein deliranter Patient, der panisch ist, um sich schlägt, mit Gegenständen wirft, beißt und spuckt, wird einerseits keinem beruhigenden Gespräch folgen wollen. Andererseits ist ein solcher Zustand nicht zuträglich für die körperliche Gesundheit des Patienten. Der Körper steht unter extremem Stress, und es können Herzinfarkte und Schlaganfälle daraus resultieren.

Mit einer sedierenden und neuroleptischen, ruhigstellenden Therapie werden die „Regler" des Patienten auf null gestellt. Er kommt zur Ruhe. Schließlich wird man allmählich diese Medikamente absetzen und sehen, wie der eigentliche Mensch im Patienten wieder an die Oberfläche gelangt. Man gibt ihm damit die Chance, behandelt werden zu können. Sehr oft ist dieses Vorgehen mit Erfolg gekrönt.

Stets sollte man sich bewusst machen, dass Medikamente, von denen man sich eine Wirkung erhofft, auch eine Nebenwirkung haben. Diese Nebenwirkungen können äußerst vielfältig und ausgeprägt sein. In den folgenden Tabelle sind diese zusammengefasst.

Neuroleptika

Neuroleptika sollten einen Patienten gleichmütiger gestalten, seinen Leidensdruck nehmen. Allerdings kann man damit durchaus auch Leiden schaffen. Grundsätzlich ist ein „demütiger" Umgang mit diesen persönlichkeitsverändernden Medikamenten unbedingt erforderlich.

Tab. 4: Neuroleptika

Bereiche	Mögliche Nebenwirkungen
extrapyramidal-motorisch (bestimmte Bewegungszentren im Hirn)	Dystonie, Dyskinesie, Beinunruhe, Parkinson (schlaffe Muskulatur, kein Zusammenspiel der Muskeln)
anticholinerg (Hemmung der Überträgerstoffe im Hirn)	Mundtrockenheit, Obstipation, Harnverhalt, Sehstörungen
antiadrenerg (Hemmung des Adrenalins)	orthostatische Hypotension (Blutdruckabfall durch Weitstellung der Adern)
endokrin, metabolisch (Drüsen- und Stoffwechselbeeinflussend)	Gewichtszunahme, Zucker- und Fettstoffwechselstörungen
hämatologisch (Erkrankungen des Blutes)	Leukozytose, Leukopenie, Agranulozytose (zu viele, zu wenige oder gar keine weißen Blutkörperchen mit entsprechenden Folgen)
hepatitisch (Leberentzündung)	Leberwerterhöhung durch Leberzerfall
dermatologisch (Hauterkrankungen)	Photosensitivität, seborrhoische Dermatose (erhöhte Lichtempfindlichkeit, Umbildung der Haut)
sexuell	Libidoreduktion, Orgasmusstörungen
neurologisch (nervenärztliche Veränderungen)	EEG-Veränderungen, Krampfanfälle, Delir

Antidementiva

Die nachfolgende Tabelle zeigt Medikamente, die zur Gruppe der „Antidementiva" gezählt werden. Die Erwartungen, die von Laien an diese Medikamente gestellt werden, sind ausgesprochen hoch.

Gleichermaßen ist die Bewertung dieser Medikamente oder deren Nutzen durch die Hausärzte denkbar schlecht.

Wie so oft im Leben sollte auch hier der „goldene Mittelweg" beschritten werden. Grundsätzlich immer sollte man sich in der Medizin fragen: „Was will ich erreichen?"

So auch bezüglich der Antidementiva. Durchaus werden von manchen Angehörigen Ziele formuliert und auch kommuniziert, die jeglichen Realismus vermissen lassen. Möglicherweise war der 90-jährige Vater bisher noch relativ selbstständig und mobil. Er konnte noch allein in seiner Wohnung leben und sich halbwegs versorgen. Nun ist etwas eingetreten, aufgrund dessen er pflege- oder hilfebedürftig geworden ist. Das macht Angst, denn für die Angehörigen könnten sich, wie ausführlich in den vergangenen Kapiteln beschrieben, teilweise erhebliche Veränderungen ergeben.

Also muss ein Wunder her. Der Jungbrunnen. Somit wird diesen Medikamenten oftmals fälschlicherweise eine umfassende Wirksamkeit angedichtet, die eine Demenz heilen und den vorherigen Zustand des Angehörigen wiederherstellen können.

Das ist ein Trugschluss. Antidementiva können allenfalls den Verlauf der Erkrankung verzögern und somit eine Verlängerung des Verbleibens des Betroffenen in der gewohnten Umgebung ermöglichen. Damit ist der Einsatz dieser Medikamente sicherlich in einem Anfangs- oder auch Mittelstadium der Demenz gerechtfertigt. Die Chance, noch einen gewissen Zeitraum in der gewohnten Umgebung verbringen zu können, sollte jedem zugestanden werden.

Gleichwohl muss hier nochmals eindeutig klar werden, dass der Einsatz dieser Medikamente allein nicht als sinnvoll erachtet werden kann. Diese Medikamente sind als Ergänzung eines ergotherapeutischen Gedächtnistraining und eines eng strukturierten Tagesablaufes zu sehen.

Diese Medikamente ersetzen keinesfalls die Zeit und die Zuwendung derer, die die betroffenen Menschen bedürfen!

Die Medikamente sind nur in der richtigen Dosierung wirksam. Aus diesem Grund und da die multimorbiden, geriatrischen Patienten oftmals bereits zahlreiche Tabletten einnehmen müssen, bieten sich entsprechende Pflaster an.

Tab. 5: Antidementiva

Medikamentengruppe	Mögliche Nebenwirkungen
Acetylcholinesterase-hemmer (Exelon®, Aricept®, Reminyl®)	**Sehr häufig:** Schwindel, Übelkeit, Erbrechen, Durchfall, Appetitlosigkeit. **Häufig:** Kopfschmerzen, Bauchschmerzen, langsamer Puls, Muskelkrämpfe, Müdigkeit oder Schlaflosigkeit, Unruhe, Zittern, Zunahme der Verwirrtheit, Depression. **Selten:** Epilepsie, Magen-/Darmgeschwüre, Angina pectoris (Herzschmerzen)
Glutamatmodulator Memantin (Axura®, Ebixa®)	**Sehr häufig:** Schwindel, Müdigkeit, Bluthochdruck, Obstipation, Kopfschmerzen. **Häufig:** Angstzustände, Halluzinationen, gesteigerte Verwirrtheit, Muskelkrämpfe, Erbrechen, Venenthrombosen. **Sehr selten:** Epilepsie
Ginkgo Biloba (Tebonin®)	Magen-Darm-Beschwerden, allergische Hautreaktionen, Kopfschmerzen, Blutungen
Piracetam (Nootrop®)	Psychomotorische Unruhe, Schlafstörungen, Angst, Aggressivität, Halluzinationen, Kopfschmerzen, Ataxie (Gang- und Gleichgewichtsstörungen), Verwirrtheitszustände

Der in dem Pflaster enthaltene Wirkstoff hemmt nicht nur die Acetylcholinesterase, sondern zusätzlich auch die Butylcholinesterase. Dieser Umstand nimmt den oftmals unruhigen und ängstlichen Patienten die Getriebenheit, ohne sie müde oder teilnahmslos zu machen. Genau diese zusätzliche Eigenschaft ist der Grund für den Einsatz dieses Pflasters auch bei Patienten mit einer schwergradigen Demenz. Der Zeitpunkt, in diesem Stadium den Verauf zu verzögern, ist sicherlich verpasst. Allerdings kann ohne die Getriebenheit und Unruhe durchaus noch ein Zusammenleben mit einem solchen Patienten ermöglicht werden. Obendrein haben diese Pflaster den Vorteil der gesteigerten Wirkung bei zeitgleicher Minderung der Nebenwirkungen. Und genau das ist bei Beachtung der Tabelle 5 doch wünschenswert. Was nützt es, wenn der alte Vater zwar langsamer in seiner Demenz fortschreitet, dafür aber unter Schwindel leidet und stürzt, sich ein Bein bricht und bettlägerig wird und somit unter Folgen wie z. B. einer Lungenentzündung zu leiden hat und ggf. daran verstirbt? Er verliert seine Lebensqualität und leidet mehr. Und genau das ist nicht der Wunsch und das Ziel der Angehörigen.

Als Angehörige sollten Sie sicherlich den Hausarzt konsultieren. Ein zusätzlicher Rat eines Facharztes für Altersheilkunde (Geriatrie) ist aber mindestens ebenso sinnvoll und kann manchen Hürdenlauf ersparen.

Grundsätzlich sollten beim Einsatz von Psychopharmaka gewisse Regeln immer beachtet werden. Das betrifft vielmehr die Neuroleptika und Sedativa (Beruhigungsmittel) als die Antidementiva. Abgesehen davon – manchmal ist weniger mehr!

Regeln:

1. Möglichst genaue Beschreibung und Dokumentation der psychischen Auffälligkeiten.
2. Suchen Sie nach Ursachen für diese Symptome.
3. Besprechen Sie diese Symptome mit Familienmitgliedern und dem Pflegedienst oder, falls Sie im Heim oder der Klinik tätig sind, stellen Sie die Probleme in der Teamkonferenz vor.
4. Informieren Sie sich über die erwünschten wie auch unerwünschten Wirkungen des Medikamentes und berücksichtigen Sie diese bei der Beobachtung des Patienten.
5. Beobachten Sie den Betroffenen regelmäßig.
6. Seien Sie nicht zu ungeduldig. Geben Sie dem Medikament Zeit, seine Wirkung zu entfalten.
7. Beachten Sie Ihren Spielraum bei einer angeordneten Bedarfsmedikation.
8. Achten Sie unbedingt auf die richtige Einnahme des Medikamentes.
9. Überprüfen Sie in regelmäßigen Abständen zusammen mit dem Arzt die Sinnhaftigkeit des Medikamentes.

10. Achten Sie unbedingt darauf, ob das Medikament tatsächlich auch zu einer Verbesserung des Zustandes oder/und der Lebensqualität des Patienten beiträgt.

Wie gesagt: Manchmal ist weniger mehr. Und wenn jemand am Morgen bereits eine Handvoll Medikamente einnehmen muss, hat er keine Lust mehr auf das Brötchen. Appetitlosigkeit führt zu Kraftverlust und damit zu Unselbstständigkeit. Sie fördert die Pflegebedürftigkeit und damit die Beanspruchung der pflegenden Angehörigen. Sie sehen – man kann einiges anrichten und Leiden erzeugen.

Wieder einmal: AUGEN AUF! ANTENNE RAUS!

Behandlung in einer Klinik

Natürlich ist die Veränderung der Umgebung oder des Tagesablaufes für einen demenzkranken Menschen nicht zuträglich. Aus diesem Grund sollte man die Notwendigkeit einer stationären Behandlung genauestens überprüfen.

Der zweite Schritt ist die Wahl der Abteilung. Ist es unbedingt erforderlich, dass der Patient in eine hochtechnisierte Spezialabteilung eingewiesen wird? Natürlich, wenn eine Operation erfolgen muss oder eine andersartige, hochspezialisierte und apparative Behandlung erforderlich ist, ist dies unvermeidbar.

Möglicherweise sind jedoch auch die Voraussetzungen in einer Geriatrie, die ja ohnehin umfassende diagnostische und therapeutische Behandlungsmöglichkeiten bietet, genau die richtigen. Hier geht man auf die speziellen Bedürfnisse alter Menschen ein und berücksichtigt dabei auch die speziellen Umstände wie die Multimorbidität und auch die Demenz.

Das Setting, also Ausstattung und Tagesablauf, sowie die personellen Voraussetzungen, sind speziell auf diese Patientengruppe abgestimmt.

Neben der Behandlung der akuten Erkrankung erfolgt auch noch eine Aktivierung im Sinne einer rehabilitativen Therapie. Diese nennt sich „Geriatrische Komplexbehandlung“.

Ein Team aus Fachärzten, speziell geschultem Pflegepersonal, Physiotherapeuten, Ergotherapeuten, Logopäden, ggf. Psychologen und Sozialarbeitern wird sich dabei umfassend um die Bedürfnisse des alten Menschen kümmern und Ihnen umfassend behilflich sein.

In einer gerontopsychiatrischen Abteilung steht die Hirnleistungsfähigkeit mit all ihren Komponenten im Vordergrund. Dies kann durchaus erforderlich sein. Allerdings darf man niemals aus dem Blick verlieren, dass die Behandlung alter Menschen in einer Klinik unter vielen verschiedenen Gesichtspunkten zu erfolgen hat.

Die Behandlung körperlicher Leiden einerseits und geistiger/seelischer Leiden andererseits ist sicherlich von großer Wichtigkeit. Den speziellen Bedürfnissen alter Menschen kommt jedoch eher die „gesunde Mischung“ der Geriatrie entgegen.

Egal, welche Entscheidung im Einzelfall getroffen werden muss. Sie sollten in jedem Fall die folgenden Überlegungen nicht außer Acht lassen:

Zwölf Empfehlungen für den Umgang mit Demenzkranken im Krankenhaus:

1. Die Aufnahme in der Klinik sollte gewissenhaft geprüft werden.
2. Die Aufnahme sollte ruhig und unbürokratisch sein.
3. Menschen mit Demenz sollten vor und nach Operationen intensiv beobachtet werden.
4. Auch Demenzkranke haben Schmerzen. Achten Sie auf Verhalten oder Äußerungen der Betroffenen, die auf evtl. Schmerzen hinweisen.
5. Achten Sie auf die besonderen Umstände bezüglich der Nahrungs- und Flüssigkeitsaufnahme bei Betroffenen.
6. Sie, als Angehöriger, sollten in die Behandlung mit einbezogen werden.
7. Eine Unterbringung im selben Zimmer (rooming in) sollte ermöglicht werden können.
8. Gibt es Angehörigen-Visiten?

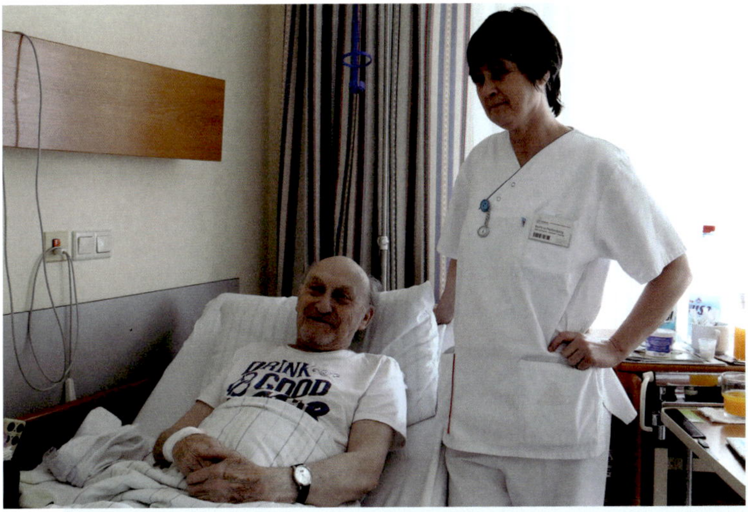

Abb. 10: Lächeln ist ausdrücklich erlaubt!

9. Sorgt das Personal zusammen mit Ihnen für die sinnvolle Beschäftigung der Betroffenen?
10. Verhält sich der Betroffene herausfordernd, kann das mit den personellen und materiellen Umständen zusammenhängen.
11. Die Entlassung sollte nach Rücksprache mit Ihnen erfolgen.
12. Ist das Personal entsprechend des Umgangs mit Demenzkranken fortgebildet?

Werden diese Empfehlungen beachtet und erfüllt die Klinikabteilung diese Voraussetzungen, sind das die besten Voraussetzungen für einen erfolgreichen Klinikaufenthalt des Betroffenen.

Dies bedeutet jedoch auch, dass von Ihren Gewohnheiten als Angehöriger, möglicherweise aufgrund des Sachverstandes des professionellen Personals und natürlich unter Berücksichtigung der individuellen Bedürfnisse des Patienten, abgewichen werden muss.

So isolieren Einzelzimmer die Patienten, die jedoch ungern allein im Zimmer sind. Gemeinschaftsaktivitäten fördern die Fähigkeiten des Betroffenen.

Auf lieb gewonnene Gewohnheiten, wie z. B. bestimmte Kleidungsstücke etc., muss nicht verzichtet werden.

> Ein Patient in meiner Klinik spielte gern zu Hause Akkordeon. Die Ehefrau teilte uns dies mit. So brachte sie das Intrument mit in die Klinik. Der Vater freute sich wie ein kleines Kind und spielte, bei aller Demenz, auf dem Stationsflur sitzend den Schneewalzer hinauf und hinunter. Die anderen Mitpatienten, ob an einem Schlaganfall oder einer Lungenentzündung erkrankt, klatschten im Takt, sangen mit oder tanzten sogar. Sie hatten einfach Spaß und fühlten sich wohl – und das im Krankenhaus.

In keinem Lehrbuch steht geschrieben, dass, wer im Krankenhaus behandelt wird, auch wie ein Kranker aussehen muss. Die aktivierende Pflege soll dem Patienten ermöglichen, seine Selbsthilfefähigkeit weitgehend zu erhalten oder zu verbessern. Es ist zwar sicher sehr bequem, verwöhnt und versorgt zu werden, es bringt jedoch den Betroffenen nicht um einen Schritt weiter.

So darf ein Patient ruhig auch selbst sein Bett richten. Er lernt, dass er noch zu etwas nutze ist, und wird sicher nicht als Arbeitskraft missbraucht, um das reduzierte Personal zu entlasten.

Überlegen Sie einmal genau. Was wird vom Ablauf her schneller und einfacher für das Personal sein? Jemanden bei der Körperpflege anzuleiten, zu überwachen und zu korrigieren oder jemanden einfach zu passivieren und ihn im Bett liegend zu waschen? In der Geriatrie arbeitet man mit den Reserven des Patienten. Ohne diese Reserven kann man nichts erzwingen. Wunder können in der Geriatrie nicht vollbracht werden.

Die Nahrungsaufnahme vollzieht sich ebenso individuell. Somit ist auch das Essen mit den Fingern erlaubt. Gelegentlich haben die Betroffenen auch einmal Appetit auf etwas anderes als die Klinikkost. Dann muss man, ob als Angehöriger oder als Personal, auch einmal „fünfe gerade sein lassen", soweit für den Patienten daraus kein Schaden entsteht.

Bei einem 20-jährigen Patienten ist eine peinlich genaue Einstellung des Blutzuckers sicher unverzichtbar. Dieser Mensch muss ja auch noch etwa 70 Jahre damit leben. Warum aber muss man einen 85-jährigen Menschen kasteien? Solange die Blutzuckerwerte einigermaßen im Rahmen bleiben, muss man ihn doch nicht auch noch beim Essen vor den Kopf stoßen. Und das Gläschen Wein und das Zigarettchen danach sollte man ihm auch ermöglichen. Wohlgemerkt nochmals – solange man diesen Menschen damit nicht in Gefahr bringt.

Einer meiner Patienten wünschte sich sehnlichst eine Currywurst mit Pommes frites. Andere Patienten, die mit am Gemeinschaftstisch saßen gerieten dadurch ins Schwärmen und äußerten ebenfalls Appetit. Eine Angehörige eines Patienten schlug vor, für alle Patienten Wurst und Pommes frites zu besorgen. So gab es an diesem Abend auf meiner Station für alle Patienten Currywurst und Pommes.
Das war fantastisch. Für manches abteilungsfremdes Personal zwar befremdlich. Die Patienten jedoch hatten großen Spaß und sie aßen. Sie aßen alles auf, und bei niemandem musste das Essen angereicht werden. Bei niemandem hatten wir an diesem Abend Sorge wegen einer unzureichenden Nahrungsaufnahme.
Mir waren doch gut genährte, zufriedene Patienten wesentlich lieber, als dass irgendjemand zur Nahrungsergänzung noch eine Infusion benötigte.

Currywurst und Pommes im Krankenhaus? Wo kommen wir denn da hin? So etwas gehört sich nicht. Vorurteile können das Leben durchaus auch in diesem Bereich sehr erschweren.

Dies nur als kleiner Ausflug. Sie sehen: Krankenhaus muss nicht Krankenhaus sein. Vieles ist möglich mit Empathie und gutem Willen. Nur Mut!

Bitte beachten Sie jedoch einmal mehr: Eine Garantie für einen reibungslosen Verlauf gibt es unter keinen Bedingungen. Einem dementen Patienten seine gewohnte Umgebung zu entziehen, ist immer problematisch und sollte, soweit möglich, unter allen Umständen vermieden werden.

Wahrheiten

Was bedeutet nun „Alt“?

„Alt“ sein heißt nicht immer gesund sein! Die Menschen werden immer älter, und damit treten mehr alterstypische Krankheiten auf. Eine davon ist die Demenz! Nochmals: Was der eine an Menschlichkeit verliert, das muss der andere hinzugewinnen. Nur so kann die Menschwürde überleben.

Zum Abschluss reihe ich hier einige Zitate auf, die den Charakter der Demenz widerspiegeln:

„Alles nimmt uns das Alter – sogar den Verstand.“ *Vergil*

„Die Falten und Runzeln in der Hand eines alten Menschen sind die Blindenschriften in seinem Lebensbuch. Durch sanftes Darüberstreicheln können wir darin lesen.“ *Manfred Poisel*

„Vergessen und Vergessenwerden! Wer lange lebt auf Erden, der hat wohl diese beiden zu lernen und zu leiden.“ *Theodor Storm*

„Der Anblick eines alten Menschen kann wehtun; wir sehen unser Gesicht von Morgen.“ *Manfred Poisel*

Ich bin schon lange Arzt. Vorher erlernte ich die Krankenpflege und arbeitete mich langsam, aber beständig empor. Nun blicke ich zurück auf viele Jahre einer Tätigkeit, die mich Menschen in vielen Situationen kennenlernen ließen.

Ob das der hart arbeitende Mensch war, der eine fast vollständige Beinamputation durch einen Unfall nicht als so schwerwiegend betrachtete wie ein Großstadtmensch inmitten der Wohlstandgesellschaft seinen Schnupfen. Ob das Söhne waren, die der alten, schwerkranken Mutter mit einer monatlichen Rente von 600€ noch das Geld für den Alkohol aus der Tasche zogen, sodass sie selbst nicht zum Friseur konnte. All das trug zu meiner Prägung bei. Ich brachte eigenhändig Kinder zur Welt, ich sah Kinder leiden und sterben. Ich lag im Graben und rettete Unfallopfer, ich fand Selbstmordopfer, und ich behandelte Familienmütter und -väter.Die größte Aufgabe und Erfüllung für mich war es aber, einem alten Menschen, der kaum noch Hoffnung in sich trug, wieder ein Lächeln in das faltige und verhärmte Gesicht zu zaubern. Was für eine Belohnung, wenn ein 96-jähriger, knöcherner Finger über meine Wange streicht und der Mensch haucht: „Danke“.

And in the end ... the love you take is equal to the love you make.

Wie bereits die Beatles sangen. Frei übersetzt „Wie man in den Wald hineinruft, so schallt es auch wieder hinaus“ oder „Was man gibt, bekommt man zurück“.

Zum guten Schluss fragt sich der geneigte Leser möglicherweise, wer nun den „Stein der Weisen“ gefunden hat. Wenn ich eines zum Thema „Umgang mit Dementen“ mit Sicherheit sagen kann, dann ein eindeutiges „niemand“. Wir müssen uns auf die Betroffenen einlassen und Menschlichkeit hinzugewinnen. Deuten lernen und Einfühlungsvermögen zeigen. Eigene Bedürfnisse einschränken.

Auf welche Art und Weise wir das tun, ist letztendlich egal. Das Resultat zählt. Am Ende sollte ein menschenwürdiges Leben für den demenzkranken Menschen stehen. Was immer uns zu diesem Ziel führen mag – es ist völlig gleich, wenn es nur zum Erfolg führt, frei nach John Lennon:

„Whatever brings you to the light – it's allright, it's allright.“

Wir haben es also in der Hand. Wir können es in unserer heutigen, konsumorientierten Gesellschaft schaffen, die Ausdrücke der Kunst und die Ansprüche der Religion so zu kombinieren, dass etwas mehr Menschlichkeit daraus resultiert.

Es ist ein hartes Stück Arbeit. Und auch diesbezüglich „ermahnt“ uns die Kunst. In Goethes Künstlergedichten lesen wir: „Wir sehen hin. Wir sehen her. Als ob's getan mit sehen wär'.“

Auf geht's! Denn Erfolg buchstabiert man so: *T – U – N !*

Schlusswort

Wie bereits eingangs erwähnt. Diese niedergeschriebenen Gedanken besitzen keine Allgemeingültigkeit. Jeder Betroffene, jede Situation, jeder Angehörige, jedes Pflegepersonal und sogar jeder Arzt hat seine Eigenheiten.

Ich will lediglich ein Gerüst bieten, einige Leitgedanken, die Ihnen helfen können, den Umgang mit demenzkranken Menschen zufriedenstellender gestalten zu können, Fehler vermeiden zu lernen und an Ihrer Aufgabe nicht zerbrechen zu müssen.

Gerne stehe ich jedem Hilfesuchenden beratend zur Seite. Gemeinsam finden wir vielleicht auch für Ihre individuelle Problematik ein kleines Licht, das wir am Ende des Tunnels aufstellen können.

Viel Kraft und Erfolg

Ihr
Peter Plettenberg

Quellen

Bücher

Bosch, Corry

Vertrautheit – Studie zur Lebenswelt dementierender alter Menschen

Ullstein Medical, Wiesbaden 1998 | 978-3-861266-46-4

Kojer, Marina

Alt, krank und verwirrt – Einführung in die Praxis der Palliativen Geriatrie

Lambertus Verlag 2009, | € 22,- | ISBN: 978-3-784118-89-5

Maurer Konrad, Maurer Ulrike

Alzheimer und Kunst: Carolus Horn – Wie aus Wolken Spiegeleier werden.

Universitätsverlag Frankfurt am Main 2009. (ISBN 978-3-86983-001-8)

Zeitschriften

Ihssen, Wolf

Kaffeepott und Butterdose.

Altenpflege 12/2005, S. 38–40

Schofield, Joanne

Den Alltag beobachten.

Altenpflege 11/2005, S. 42–44

Urselmann, Hans-Werner

Den Zusammenhang herstellen.

Altenpflege 11/2005, S. 46–49

Schulz-Hausgenoss, Adelheid

Den Durchblick behalten.

Altenpflege 11/2005, S. 50–52

Schwerpunktheft

Pflege von Menschen mit einer Demenz

Altenpflege 09/2004

Literaturempfehlungen

Wolfgang Maier, Jörg B. Schulz, Sascha Weggen, Stefanie Wolf
Alzheimer & Demenzen verstehen
Trias Verlag, Stuttgart 2009 | € 17,99 | ISBN 978-3830434139

Günter Krämer, Hans Förstl
Alzheimer und andere Demenzformen.
Antworten auf die häufigsten Fragen
Trias Verlag, Stuttgart 2008 | € 21,39 | ISBN 978-3830434443

Alexander Kurz (Hrsg.)
Handbuch der Betreuung und Pflege von Alzheimer-Patienten
Thieme Verlag Stuttgart 2005 | € 14,95 | ISBN 978-3131053923

Sabine Engel
Alzheimer und Demenzen – Unterstützung für Angehörige
TRIAS Verlag, Stuttgart 2006 | € 16,72| ISBN 978-3-830433811

Sabine Engel
Alzheimer und Demenzen – Die Methode der einfühlsamen Kommunikation – mit DVD
TRIAS Verlag, Stuttgart 2011 | € 24,99 | ISBN 978-3830439837

Hirnliga e.V.
Mit neuem Mut Demenzkranke betreuen.
Ein Leitfaden für Angehörige und Pflegende
Hirnliga e.V., 5. Auflage 2006 – zum Download oder gegen Schutzgebühr

Musik

Peter Plettenberg
dawn/Dämmerung
http://youtu.be/ojgOiRr9hxQ

Informationen im Internet

Information

Deutsche Alzheimer-Gesellschaft e.V.
Selbsthilfe Demenz und Alzheimer-Telefon
030/259 37 95 14 oder 01803/171017*
Mo. bis Do. 9 bis 18 Uhr, Freitag 9 bis 15 Uhr
E-Mail: info@deutsche-alzheimer.de
www.deutsche-alzheimer.de

Hirnliga e.V.
Die Hirnliga ist ein Zusammenschluss von Demenzforschern, die Forschungsvorhaben zum Thema Demenz fördert und Partienten und Angehörige informiert.
Geschäftsstelle: Postfach 1366, 51657 Wiehl
Tel.: 0 22 62 / 999 99 17
www.hirnliga.de

Adressen der Alzheimer-Selbsthilfegruppen in Deutschland
http://www.hirnliga.de/Hilfe_fur_Angehorige/shg.html

Alzheimer-Früherkennung in Memorykliniken/Gedächtnissprechstunden
http://www.hirnliga.de/Frueherkennung/index.html#f0

Praktische Hilfe

Caritas
Fragen Sie hier auch nach Mehrgenerationen-Häusern in Ihrer Region
www.caritas.de

Diakonie
www.diakonie.de

Hilfsdienste der Regionen
www.asb.de
www.drk.de
www.johanniter.de
www.malteser.de

Sozialpsychiatrische Dienste Ihrer Region auf der Internetpräsenz der jeweiligen Kreise und Städte

ST. JOHANNES-HOSPITAL VAREL

Fachbereich Geriatrie

Akutbehandlung und Rehabilitationsbehandlung

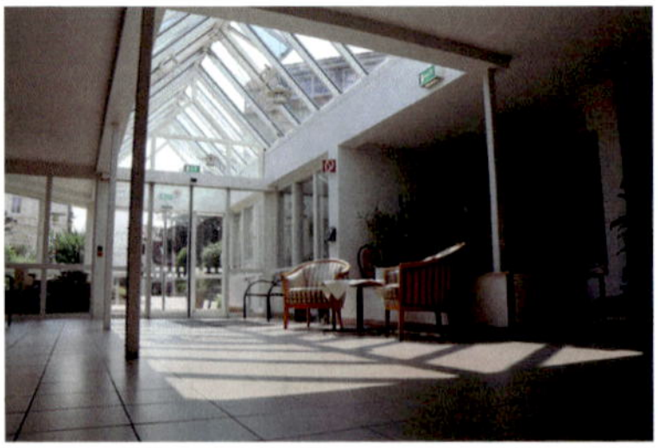

Müssen alte Menschen stationär betreut werden, sind Ärzte und Pflegekräfte ganz anders gefordert als bei jungen Menschen.
In der Abteilung für Geriatrie des St. Johannes-Hospitals, Varel, werden Patienten im höheren Lebensalter behandelt. Der Fachbereich verfügt – nach erfolgtem Aufbau – zunächst über 20 Betten und bietet, in Zusammenarbeit mit den anderen Abteilungen der Klinik, das gesamte Spektrum medizinischer Diagnostik und Therapie an – einschließlich der Intensivtherapie.
Die Fachärzte, Therapeuten und das Pflegepersonal sind geschult im Umgang mit gerontologischen Erkrankungen und mit den psycho-sozialen Problemen, mit denen viele ältere Menschen zu kämpfen haben.
Eine möglichst frühzeitige, altersspezifische Behandlung und Rehabilitation ist bei der Behandlung der betagten Patienten eines der wichtigsten Ziele. Hierfür stehen speziell ausgebildete Physiotherapeuten, Ergotherapeuten, Logopäden sowie Sozialarbeiter dem Patienten zur Seite.

Demenzpatienten

Besondere Erfahrungen hat man in der Abteilung für Geriatrie des St. Johannes-Hospitals, Varel in der Behandlung von Patienten, die gleichzeitig an einer Demenz und an internistischen Erkrankungen, wie zum Beispiel Diabetes, Bluthochdruck oder Angina pectoris u.a. leiden. Hier finden Demenzpatienten die notwendige und würdevolle Pflege und Betreuung, die in ‚normalen' Krankenhäusern häufig nicht geleistet werden kann.

Geriatrische Komplexbehandlung

Wenn alte Menschen ernsthaft erkranken oder auch gestürzt sind hat das oft eine erhebliche Minderung, wenn nicht sogar den völligen Verlust, der Selbständigkeit zur Folge.
Aus diesem Grunde bieten wir die sog. „geriatrische Komplexbehandlung" im Rahmen der geriatrischen Früh-Rehabilitation an.
Hierbei steht dem betroffenen, alten Menschen wie auch den Angehörigen ein Geriatrisches Team zur Seite, das aus Ärzten, Therapeuten, Pflegepersonal, Sozialarbeitern und Seelsorgern besteht.
Ziel der geriatrischen Komplexbehandlung ist die weitestgehende Aktivierung der vorhandenen Reserven jedes einzelnen Patienten und damit das Erreichen bzw. die Wiedererlangung des größtmöglichen Grades der Selbständigkeit.
Eine frühzeitige Heimunterbringung kann hierdurch verhindert oder zumindest hinausgezögert werden.
Um dieses Ziel erreichen zu können müssen die einzelnen Fachgruppen der Klinik Hand in Hand – im sog. geriatrischen Team – arbeiten.

Das Geriatrische Team

Das geriatrische Team führt zu Anfang, und teilweise auch zum Ende des stationären Aufenthaltes Tests durch mit denen der geistige & körperliche Zustand des einzelnen Menschen vor und nach der Behandlung überprüft wird. Dies ist das geriatrische Assessment. Hierzu gehören Tests zur Abklärung einer Demenz (MMSE, SKT) oder einer Depression (GDS), Tests zur Überprüfung der Gangsicherheit

(Tinetti) oder der Sicherheit im Bereich der Anwendungen des täglichen Lebens – ADL – (Bartel-Index) sowie Beurteilungen hinsichtlich der Gefahr eines Druckgeschwüres (Decubitus). Ergänzend werden das soziale Umfeld bzw. die Lebensumstände überprüft um die Versorgung nach dem Klinikaufenthalt unter Berücksichtigung des dann aktuellen Zustandes des Patienten organisieren zu können.
Täglich werden krankengymnastische und ergotherapeutische Behandlungen durchgeführt (im Einzelfall noch ergänzende Maßnahmen).
Ein Mal pro Woche treffen sich alle Teammitglieder um über jeden einzelnen Patienten und seine individuellen Fortschritte zu berichten und zu beraten. Hierbei werden dann evtl. neue Ziele und Maßnahmen beschlossen.

Was kommt nach der Behandlung?

Die Dauer der rehabilitativen Behandlung ist begrenzt! Daher muss rechtzeitig, mit IHNEN als Patient oder als Angehöriger über ggf. ergänzende Maßnahmen gesprochen werden.
Unser vorrangiges Ziel ist die Rückkehr des Patienten in die bisherige, gewohnte Umgebung. Wenn dieses Ziel nicht erreicht werden kann bestehen Möglichkeiten der Anschlussrehabilitation, der Kurzzeitpflege und / oder der ambulanten Rehabilitation, z.B. in einer sog. Tagesklinik.
Selbstverständlich werden die Angehörigen, unter Beachtung der Patientenrechte und insbesondere der Schweigepflicht, gerne umfassend informiert. Die Zusammenarbeit mit den Angehörigen ist einer der Grundpfeiler der Geriatrischen Arbeit.
Zusammen kann man oft einem alten Menschen umfassend helfen.

Gedächtnisambulanz „Denk-Mal“

Denk-Mal !
Die Gedächtnisambulanz

In der Gedächtnisambulanz „Denk-Mal“ der speziellen Abteilung für Altersmedizin (Geriatrie) im St. Johannes-Krankenhaus Varel versuchen geriatrisch und gerontologisch geschulte und erfahrene Mitarbeiter mit Gesprächen, sowohl mit dem Betroffenen als auch mit den Angehörigen, die Defizite im Denken und Handeln des Betroffenen aufzudecken. Spezielle Gedächtnis-, Intelligenz- und Aufmerksamkeitstests schließen sich an. Hiermit kann unterschieden werden, ob es sich um eine altersentsprechende Einschränkung handelt oder ob eine Erkrankung vorliegt, die evtl. eine stationäre Behandlung erforderlich macht. Nur mit diesen Tests und einer zugehörigen Untersuchung durch einen Facharzt für Innere Medizin kann hier Sicherheit geschaffen werden. Ergänzend können eine körperliche Untersuchung, eine Blutentnahme und eine Röntgenuntersuchung erforderlich sein.

St. Johannes-Krankenhaus Varel, Friesland | Tel. 04451 920-2611
http://www.krankenhaus-varel.de/401-0-Gedaechtnisambulanz.html

Initiative Jung und Alt ... und Miteinander!

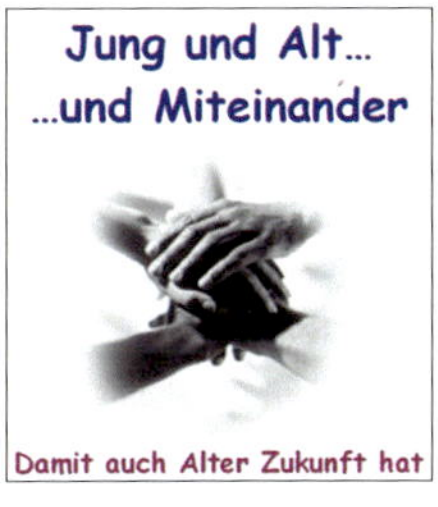

Die Aktionen „Jung und Alt... ...und Miteinander“ sowie „Instant-Ageing! Wie fühlt sich ALT an?“ gehen gegen die Tabus „Alter“ und „Demenz“ an.
Bei Schulbesuchen wird versucht, mit Hilfe des selbsterstellten Alterssimulationsanzuges jüngeren Menschen zu erklären, was es bedeutet, an der Aldi-Kasse mit gichtigen Fingern, Sehbehinderung und Gleichgewichtsstörungen €2,49.- aus der Geldbörse zu suchen, wenn die lange Schlange hinter diesem alten Menschen drängelt und pöbelt.